Was jeder Mann über Sexualität und sexuelle Probleme wissen will

Ratgeber zur Reihe Fortschritte der Psychotherapie
Band 22
Was jeder Mann über Sexualität
und sexuelle Probleme wissen will
von Dr. Steffen Fliegel und Dr. Andreas Veith

Was jeder Mann über Sexualität und sexuelle Probleme wissen will

Ein Ratgeber für Männer und ihre Partnerinnen

von Steffen Fliegel
und Andreas Veith

HOGREFE
GÖTTINGEN · BERN · WIEN · PARIS · OXFORD · PRAG · TORONTO
CAMBRIDGE, MA · AMSTERDAM · KOPENHAGEN · STOCKHOLM

Dr. Steffen Fliegel, geb. 1948. 1969–1974 Studium der Psychologie in Münster. Ab 1975 Wissenschaftlicher Assistent und später Geschäftsführer des Zentrums für Psychotherapie der Ruhr-Universität Bochum. Mitglied des Leitungsteams einer psychosomatischen Klinik für Kinder und Jugendliche in Bad Neuenahr. Ausbildungsleiter der Deutschen Gesellschaft für Verhaltenstherapie (dgvt) bis 2005. Seit 1993 Gesellschafter einer Fachgesellschaft für Klinische Psychologie und Beratung in Münster. Psychotherapeut für Erwachsene und für Kinder und Jugendliche, Ausbilder und Supervisor für Psychotherapie und Gerichtsgutachter.

Dr. Andreas Veith, geb. 1962. 1983–1988 Studium der Psychologie in Bochum. Ausbildungen in Verhaltenstherapie, Gesprächspsychotherapie, Paar- und Sexualtherapie sowie Psychotherapiesupervision. Bis 1999 Geschäftsführung zunächst des Modellversuchs und später des Studiengangs Klinische Psychologie und Psychotherapie der Ruhr-Universität Bochum. Seit 1999 Leitung des Zentrums für Psychotherapie Dortmund (Ausbildungszentrum der dgvt) und Leitung der angeschlossenen Psychotherapeutischen Ambulanz. Psychologischer Psychotherapeut in eigener Praxis sowie Dozent und Supervisor in verschiedenen Ausbildungsstätten für Verhaltenstherapie.

Bibliografische Information der Deutschen Nationalbibliothek
Die Deutsche Nationalbibliothek verzeichnet diese Publikation in der Deutschen Nationalbibliografie; detaillierte bibliografische Daten sind im Internet über http://dnb.d-nb.de abrufbar.

Göttingen · Bern · Wien · Paris · Oxford · Prag · Toronto
Cambridge, MA · Amsterdam · Kopenhagen · Stockholm
Rohnsweg 25, 37085 Göttingen

http://www.hogrefe.de
Aktuelle Informationen · Weitere Titel zum Thema · Ergänzende Materialien

Umschlagabbildung: © Denkou Images – Fotolia.com
Satz: Grafik-Design Fischer, Weimar
Gesamtherstellung: AZ Druck und Datentechnik, Kempten
Printed in Germany
Auf säurefreiem Papier gedruckt

ISBN 978-3-8017-2148-0

Inhaltsverzeichnis

Vorwort 7

1 Normal, gestört, krank? 9
1.1 Die männliche Sicht 9
1.2 Sprechen über Sexualität 10
1.3 Diagnosen sexueller Störungen 12
1.4 Wie die männlichen Genitalien aufgebaut sind und wie sie funktionieren 14
1.5 Die Erregungsphasen: Lust – Erregung – Höhepunkt – Entspannung 18
1.6 Welche Störungen gibt es? 21
1.6.1 Störungen in der Appetenzphase 22
1.6.2 Störungen in der Erregungsphase 24
1.6.3 Störungen in der Orgasmusphase 26
1.6.4 Störungen in der Entspannungsphase 28
1.6.5 Selbstverstärkungsmechanismus 29
1.7 Sexuelle Fantasien 30
1.8 Sexuelle Abweichungen 33
1.9 Das Internet: Quelle für sexuelle Erregung und sexuelle Probleme 34

2 Wie sexuelle Störungen entstehen und sich aufrechterhalten 37
2.1 Der Teufelskreis der Ängste 38
2.2 Informationsdefizite, Wissenslücken, Fantasiemodelle und Mythen 41
2.3 Der Mythos von der lebenslangen und leidenschaftlichen Sexualität 44
2.4 Tief sitzende Ängste und psychische Konflikte 44
2.5 Beziehungsstörungen 45
2.6 Lustabträgliche Lebensgestaltung 45
2.7 Die Sprache des Körpers übersetzen 46

2.8 Der Blick auf die weibliche Sexualität ... 47
2.9 Sexuelle Funktionsstörungen, körperliche Erkrankungen und psychische Störungen ... 48

3 Bewältigung sexueller Störungen ... 50
3.1 Das PLISSIT-Modell: Selbsthilfe vor professioneller Hilfe ... 51
3.2 Wo Veränderungen ansetzen können ... 54
3.3 Das Paar ... 55
3.4 Der Mann ... 60
3.5 Mythen und dysfunktionale Einstellungen ... 67
3.6 Spezielle Methoden zur Bewältigung ... 71

4 Sexualität im Alter ... 76

5 Organmedizinische Behandlungsverfahren ... 78

6 Verhütung und Schutz vor Infektionen ... 83

7 Der Weg in eine gute sexualtherapeutische Behandlung ... 85

Anhang
Literatur zur Selbsthilfe ... 88
Hilfen im Internet ... 88
Kontaktadressen ... 89

Vorwort

Was ist normale, was ist ungestörte, was ist leidenschaftliche Sexualität? Welche Probleme und Störungen der Sexualität gibt es, wodurch entstehen sie, was hält sie oft so hartnäckig aufrecht? Und wie können betroffene Männer und ihre Partnerinnen (wieder) zu einer befriedigenden Sexualität finden?

Dieses Buch möchte in verständlicher und offener Sprache Wissen vermitteln. Wissen zum Beispiel darüber, wie häufig und normal sexuelle Probleme sind und wie sehr sie von Erziehung und von gesellschaftlichen Bedingungen geprägt sind. Das Buch soll aber auch zur Selbsthilfe anregen. Es soll durch konkret beschriebene Übungen Leser und Leserinnen, die von sexuellen Unstimmigkeiten und Störungen betroffen sind, bei denen die Sexualität und die sexuelle Lust belastet sind, zu einem gelasseneren Umgang mit sexuellen Problemen und zu ersten Schritten in die Problemlösung motivieren.

Wir glauben, dass dieses Buch für alle Männer interessant ist, nicht nur für Betroffene, und dass es auch Frauen helfen kann, einen besseren Einblick in die männliche Sexualität zu finden. Vielleicht verstehen Frauen durch die Lektüre besser, unter welchem Druck viele Männer stehen können. Insbesondere deshalb, weil ihnen das Sprechen über Sex so schwerfällt und in den Partnerschaften die Kommunikation über diesen wichtigen Beziehungsbereich angstbesetzt und tabuisiert ist. Wir haben versucht zu enttabuisieren und hoffen, dass uns dies gelungen ist.

Bei der Darstellung gehen wir im Regelfall von heterosexuellen Männern und Paaren aus, glauben aber, dass ein Großteil der dargestellten Inhalte ebenso für homosexuelle Männer und deren Partner gilt, dies betrifft auch zahlreiche Übungen.

Wir wünschen allen Lesern und Leserinnen viel Freude und hilfreiche Unterstützung bei der Lektüre!

Wir bedanken uns für die Beratung bei der Erstellung des Ratgebers bei Hildegard Stienen (Sexualtherapeutin und Psychiaterin) und für die kritische Durchsicht des Manuskripts bei Rolf Liffers (Journalist), Mechthild Quernheim (Journalistin) und Melissa Wee (Diplom-Psychologin).

Münster und Dortmund, Mai 2010 *Steffen Fliegel* und *Andreas Veith*

1 Normal, gestört, krank?

1.1 Die männliche Sicht

Menschen verhalten sich sehr unterschiedlich. Wie sie sprechen, tanzen, essen, aber auch, wie sie empfinden, ist nicht nur in den Genen begründet. Der Kulturkreis, das familiäre Umfeld, das „Milieu“ bestimmen mit, was akzeptabel oder was nicht in Ordnung ist, was normal, was nicht normal ist. Unter ihresgleichen mögen Punks den Irokesenschnitt normal finden. Eltern indessen finden derlei Haartrachten wenn nicht gar unanständig so doch zumindest auffällig. Das Alter und die gesellschaftliche Eingebundenheit spielen für Geschmacksfragen eine wichtige Rolle.

Im Bereich der Sexualität ist es besonders schwierig zu beurteilen, was normal oder nicht normal, was gestört oder krank ist. Das liegt unter anderem daran, dass Sex meist im Verborgenen stattfindet. Zu einer Bewertung von Sexualpraktiken fehlen uns in der Regel die für einen Vergleich nötigen Informationen. Solche Vergleiche könnten zwischen Alten und Jungen, zwischen Männern und Frauen, zwischen Männern untereinander, zwischen verschiedenen sozialen Gruppen oder Kulturen erfolgen.

Heterosexuelle Männer erleben ihre Sexualität mit Frauen. Ob andere Männer dabei das Gleiche erleben, wissen sie folglich nicht. Das hauptsächliche Wissen über Sexualität erwirbt man über die Medien oder möglicherweise durch Sexfilme. Das sind oft denkbar schlechte Modelle. Das, was in Illustrierten, Daily Soaps, Werbung oder Pornofilmen über männliche Sexualität vermittelt wird, entspricht nicht der gelebten Sexualität der meisten Männer. Dennoch holen sich Männer dort ihre Informationen, vergleichen sich und schneiden in der Regel schlecht ab. Die Frage „Wie war ich?“ drückt vielleicht die daraus resultierende Unsicherheit gut aus.

Da es in der Kindheit tabu war, über Sex zu reden, und erwachsene Männer selten miteinander oder in ihren Partnerschaften über Sexualität sprechen – insbesondere wenn es Probleme gibt –, fehlen hilfreiche Informationen.

1.2 Sprechen über Sexualität

Über Sexualität zu sprechen ist nicht leicht, insbesondere dann nicht, wenn es um eigene Probleme geht. Aber vielleicht wird beim Lesen dieses Ratgebers deutlich, wie wichtig eine Kommunikation über Beziehungsthemen und über die Sexualität mit der Partnerin ist – auch bei unproblematischer, lustvoller und befriedigender Sexualität. Das Schweigen führt dazu, dass kein Austausch über die gegenseitigen Wünsche erfolgt und so die Sexualität in der Partnerschaft nicht lebendig gehalten wird. Darauf zu warten, dass der andere beginnt, ist fatal, bedeutet Stillstand oder Langeweile.

Auch gesellschaftliche Aufklärung über Sexualität hat nichts an diesen Schwierigkeiten geändert. Das Sprechen über die eigene Sexualität gibt eine Intimität preis, über die ungern geredet wird. Die Medien gaukeln uns vor, es sei ein Leichtes, über Sexualität zu sprechen und eigentlich könne es jeder. Das ist aber eine falsche Einschätzung, die eher zu dem Glauben führt, alle könnten es, nur man selbst nicht. Je persönlicher das Thema wird, umso mehr steigen die Schwierigkeiten oder fehlen im wahrsten Sinne die Worte.

Es kann gelingen, mit vertrauten Menschen über Sex zu sprechen, nur wie? Zunächst ist es wichtig, sich klar zu machen, dass die meisten Menschen nicht gewohnt sind, über das intime Thema Sexualität zu sprechen, und froh sind, wenn der andere anfängt. Da es keine perfekte Sprache für Sexualität gibt, kann es sein, dass sich die Partner nicht verstehen,

- weil vermeintlich nicht die „richtigen“ Worte gefunden werden,
- weil die Sprache des einen dem anderen nicht gefällt und ungute Gefühle hervorruft,
- weil aufgrund von Hemmungen die Worte fehlen.

Für alle, die die Hürde für ein offenes, partnerschaftliches Gespräch über Sex – außerhalb der sexuellen Begegnung – nehmen wollen, hier ein paar Tipps:

- Den richtigen Einstieg finden: Da Sex ein wichtiges Thema für die Partnerschaft ist, sollte ein Gespräch angemessen ernsthaft angekündigt werden: „Ich möchte gern eine halbe Stunde ungestört über unsere Sexualität sprechen. Wäre für mich ein wichtiges Thema. Was meinst du, ginge es morgen Abend nach dem Essen?"

- Den richtigen Rahmen schaffen: Neben der Vereinbarung des Gesprächs sind auch die Wahl des Orts und des Rahmens wichtig. Gut sind ein Spaziergang, ein Essen (in einer stillen Ecke) im Restaurant, das Sofa im Wohnzimmer, der Küchentisch.
- Die richtige Einstellung finden: Gut ist es, am Anfang zu besprechen, worum es geht (z. B. der zu seltene Sex, der Druck, genügen zu müssen, der Austausch über die sexuellen Wünsche) und was in dem Gespräch zu erreichen ist (z. B. sich gegenseitig zuhören, eine ganz konkrete Änderung vereinbaren, die sexuelle Situation verändern). Das erste Gespräch ist der Anfang, und deshalb sollten die Erwartungen nicht zu hoch angesetzt werden.
- Die richtige Sprache finden: Es gibt mehrere Möglichkeiten, konkret über die persönliche Sexualität zu sprechen. Der Penis kann auch als Glied, Schwanz, Schniedel, Pimmel bezeichnet werden, der Koitus als Geschlechtsverkehr und das Tun dabei als miteinander schlafen, vögeln, bumsen, ficken, pimpern, Liebe machen. Es macht Sinn, über die Art der Sprache zu verhandeln – sie kann sich im Verlauf der Gespräche durchaus verändern. Dass es Gespräche über Sexualität gibt, ist wichtiger als die Art des Sprechens.

Was ist, wenn die Partnerin Verführungsangebote macht oder ihre Lust auf Sex äußert, und es tauchen Sorgen auf, ob die eigene sexuelle Lust anspringt, die Erektion kommen wird und standhält? Auch da kann das Gespräch hilfreich sein, Befürchtungen zu mildern und Missverständnisse aufzulösen:

- „Ich glaube nicht, dass ich heute erregt sein werde. Aber ich würde dich gerne verwöhnen. Was hättest du gerne?"
- „Ich wäre gerne erregt, bin es aber nicht. Lass uns erst ein bisschen streicheln. (Gib mir noch ein bisschen Zeit, in der wir uns vielleicht gegenseitig massieren.)"
- „Ich weiß nicht, ob ich erregt werden kann. (Ich habe Sorge, dass ich nicht erregt werden kann…) Lass uns ins Bett gehen und einfach schauen, was passiert."

Die sexuelle Sprache hat jedoch noch eine zusätzliche Facette: Das zärtliche, leidenschaftliche oder wilde Ausdrücken der Erregung und der erlebten Lust, das Liebkosen und das Äußern von Wünschen mit Worten, Gesten und Lauten können das Liebesspiel bereichern.

1.3 Diagnosen sexueller Störungen

In den nachfolgenden Kapiteln sollen Informationen vermittelt werden. Zunächst werden wir uns den Phasen der sexuellen Reaktion und der Frage: „Wie funktioniert ein Penis"? zuwenden. Da dieses „Funktionieren" ziemlich störanfällig ist, soll in der Folge dargestellt werden, welche Formen von Irritationen und Störungen es überhaupt gibt.

Doch einige Anmerkungen vorweg – die wichtigste zuerst!

> **Wichtig zu Wissen:**
>
> Ob eine Störung eine Störung ist, bestimmt jeder Mann für sich selbst, allenfalls noch gemeinsam mit seiner Partnerin oder seinem Partner. Kein Mann sollte sich von irgendeinem Menschen einreden lassen, dass er nicht oft genug Lust auf Sex hat, dass seine Erektion nicht ausreicht, dass er zu früh, zu spät oder zu selten kommt. Eine „Störung" existiert nur dann, wenn er selbst oder seine Partnerin frustriert sind und Leidensdruck verspüren.

Das Zweite betrifft den schwierigen Begriff der Diagnose: Eigentlich ist eine Diagnose nichts anderes als ein Begriff, unter dem verschiedene Symptome zusammengefasst werden, die ein Mensch erleben kann. Dadurch ist eine schnelle Absprache zwischen Behandlern, mit Gesundheitseinrichtungen und Krankenkassen möglich. Auf der anderen Seite erwecken Diagnosen den Eindruck, es gäbe nur eine „richtige" Sexualität, und verursachen bereits dadurch Verunsicherung und Leistungsdruck.

Diagnosen vermitteln den Anschein, dass sich Befriedigung primär über einen optimal funktionierenden Penis herstellen beziehungsweise wiedererlangen lässt. Tatsächlich aber ist weniger die Funktion des Penis von Bedeutung, wenn hinter der Lustlosigkeit andere Ursachen zu vermuten sind, zum Beispiel Schwierigkeiten in der Partnerschaft, ein belastetes Selbstwertgefühl usw. Gleichzeitig vermittelt eine Diagnose, dass die Gründe für Funktionsmängel in *der* Person liegen, die „nicht kann“. In Wirklichkeit ist es oft das Zusammenwirken verschiedener Faktoren, das die Probleme bewirkt. Liegen die Ursachen für eine Erektionsstörung in Beziehungskonflikten, dürfte man fairerweise nicht sagen, der Mann habe ein Erektionsproblem. Es müsste heißen, wir – also das Paar – haben ein Problem und erleben eine Erektionsstörung.

Der weiter unten erfolgende kurze Überblick über die Störungen der sexuellen Funktionen des Mannes soll deswegen nur als Beschreibung der Probleme verstanden werden, die dazu führen, dass Männer und ihre Partnerinnen mit ihrer Sexualität unzufrieden sind und Hilfe suchen, um (wieder) eine befriedigendere Sexualität erleben zu können.

Grundsätzlich werden alle Beeinträchtigungen der sexuellen Funktion als sexuelle Funktionsstörungen bezeichnet. Liegt eine vorwiegend oder ausschließlich körperliche Ursache für die Störung vor, spricht man von sexueller Dysfunktion. So kann die Einnahme von Betablockern bei Herzerkrankungen die Lust und die Erektionsfähigkeit beeinträchtigen. Ist der betroffene Mann körperlich gesund, sind die Störungen also allein seelisch bedingt, spricht man von funktionellen Sexualstörungen. Die Unterscheidung ist künstlich. Denn oft wirken körperliche und psychische Faktoren zusammen.

Wenden wir uns zunächst den funktionellen Sexualstörungen zu – also denen, die durch die Psyche verursacht werden. Ausgangspunkt bei der Beschreibung dieser Probleme sind Beeinträchtigungen im Erleben, im Verhalten, in den Gefühlen oder durch die körperlichen Reaktionen.

Beeinträchtigung des Erlebens, Verhaltens und der körperlichen Reaktion ...

- ... kann zum Beispiel bedeuten, dass man kein Interesse mehr an Sex hat oder sich nach dem Sex nicht zufrieden, sondern eher traurig, leer oder gereizt fühlt.
- ... zeigt sich zum Beispiel darin, dass man sich um sexuelle Begegnungen gar nicht erst bemüht oder vielleicht sogar versucht, sie zu vermeiden.

– ... sind zum Beispiel Erektionsstörungen oder Schmerzen beim Geschlechtsverkehr, oder dass man gegen seinen Willen sehr früh kommt (ejakuliert).

Damit eine Diagnose gestellt wird, müssen diese Beeinträchtigungen so gravierend sein, dass für den Mann oder seine Partnerin ein befriedigender Sex nur noch eingeschränkt oder gar nicht mehr möglich ist. Außerdem müssen die Beeinträchtigungen ständig oder mindestens wiederholt auftreten. Wichtig ist auch, dass von einer funktionellen Sexualstörung nur dann gesprochen wird, wenn man selbst unter den Beeinträchtigungen leidet oder sie zwischenmenschliche Probleme verursacht und die Qualität der Beziehung leidet, vielleicht sogar immer öfter Streit ausbricht.

Bevor die einzelnen Störungen dargestellt werden, soll zunächst erläutert werden, wie die männlichen Genitalien aufgebaut sind und wie sie funktionieren.

1.4 Wie die männlichen Genitalien aufgebaut sind und wie sie funktionieren

Der *Penis* (vgl. Abbildung 1) besteht aus der Peniswurzel, die man nicht sehen kann, und dem im nicht erigierten Zustand frei beweglichen Penisschaft. An der Spitze des Penisschafts sitzt die Eichel (Glans). Über dem Penis liegt die Penishaut, die über der Eichel doppelt liegt (Vorhaut). Unterhalb der Eichel ist die Penishaut mit einem Bändchen (Frenulum) am Penisschaft befestigt. Rund um die Unterseite der Eichel gibt es viele Nervenenden, die bei manchen Männern auch sicht- und fühlbar sind. Bei Berührungen ist hier eine große Empfindlichkeit zu spüren, die für viele Männer eine Quelle angenehmer Erregung darstellt. Für manche Männer ist die direkte Berührung dort aber eher unangenehm, und sie mögen es, wenn lediglich die innere Penishaut Kontakt hat.

Penishaut und Vorhaut sind verschiebbar, damit sie dem größer werdenden Penis bei der Erektion Platz geben können. Manchmal ist die Öffnung der Penisvorhaut zu klein und lässt sich nicht über die Eichel schieben (Phimose). So ist der Penis bei der Erektion in der Penishaut „gefangen“, was sehr schmerzhaft sein und auch zu Schmerzen beim Geschlechtsverkehr

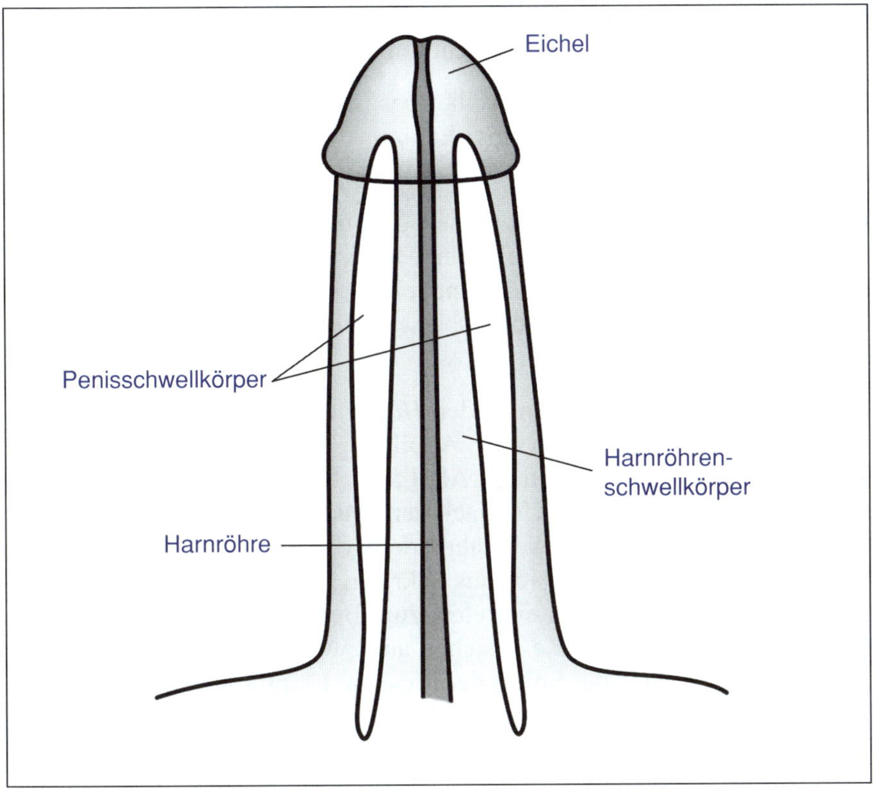

Abbildung 1: Der Penis

führen kann. Durch eine kleine Operation kann die Öffnung der Vorhaut vergrößert werden.

Im Inneren des Penis liegt die Harnröhre (Urethra), die den Harn und – niemals gleichzeitig – den Samen (Sperma) transportiert.

Dass sich der Penis bei sexueller Erregung aufrichtet, ermöglichen drei Schwellkörper, die sich mit Blut füllen können (vgl. Abbildung 1). Zwei sind seitlich angeordnet und heißen Penisschwellkörper (Corpus cavernosum). Sie bestehen aus einem Netzwerk aus Muskulatur, Bindegewebe und Hohlräumen (Sinusoide), die während der Erektion das bis zu 40-fache der Blutmenge im schlaffen Zustand aufnehmen können. Bei der Erektion wird also der Blutabfluss aus dem Penis gestoppt, das Blut sammelt sich, vergrößert den Penis und macht ihn steif und hart.

Der Dritte, der Harnröhrenschwellkörper (Corpus spongiosum), befindet sich an der Unterseite des Penis. Er umfasst die Harnröhre und ist mit einem dichten Venengeflecht gefüllt.

Das Erschlaffen des Penis funktioniert dadurch, dass das Blut, das sich in den Schwellkörpern gesammelt hatte, über feine Venen (Drosselvenen) und die Penisrückenvene wieder entweicht. Die Penisrückenvene ist das bläuliche Blutgefäß, das auf der Oberseite der Penisse vieler Männer oft deutlich sichtbar ist.

Der Samen selbst wird in den beiden *Hoden* (Testikel) produziert, die im Hodensack (Skrotum) liegen (vgl. Abbildung 2). Die Hoden produzieren ca. 2500 Spermien pro Sekunde! Als Lager für die Spermien dienen die Nebenhoden (Epididymis). Um nach der Ejakulation zu überleben, benötigen die Spermien eine dicke, nährende und schützende Flüssigkeit, die Samenflüssigkeit. Sie setzt sich aus Sekreten zusammen, die an mehreren Stellen in den Samenleitern eintreten, zum Beispiel aus den Samenblasen (Vesiculae seminales). Diese bestehen aus zwei Beuteln, die dicht hinter der Blase liegen, nahe der Spitze der Prostata. Ursprünglich nahm man an, die Samenblasen seien zum Aufbewahren der neugebildeten Spermien da. Heute ist man jedoch überwiegend der Auffassung, dass ihre Hauptaufgabe darin besteht, eine Flüssigkeit zu produzieren, die zusammen mit dem Prostatasekret die Beweglichkeit der Spermien nach der Ejakulation gewährleistet.

Die Vorsteherdrüse (Prostata) ist ein fester, runder Körper von der Größe einer Kastanie, sie liegt unmittelbar unter der Blase. Sowohl die Harnröhre als auch die Ejakulationsgänge führen durch sie hindurch. Die Prostata produziert ständig ein Sekret, das zum Teil mit dem Harn ausgeschieden wird. Es bildet jedoch vor allem den Großteil der Samenflüssigkeit. Bei manchen älteren Männern vergrößert sich die Prostata und verursacht einen Druck auf den Teil der Harnröhre, den sie umschließt. Das kann zu Schwierigkeiten beim Wasserlassen führen. In diesem Fall *kann* eine chirurgische Entfernung (von Teilen) der Prostata notwendig werden.

Unterhalb der Prostata liegen zwei erbsengroße Drüsen, die Cowperschen Drüsen, die bei sexueller Erregung eine klare Flüssigkeit in die Harnröhre

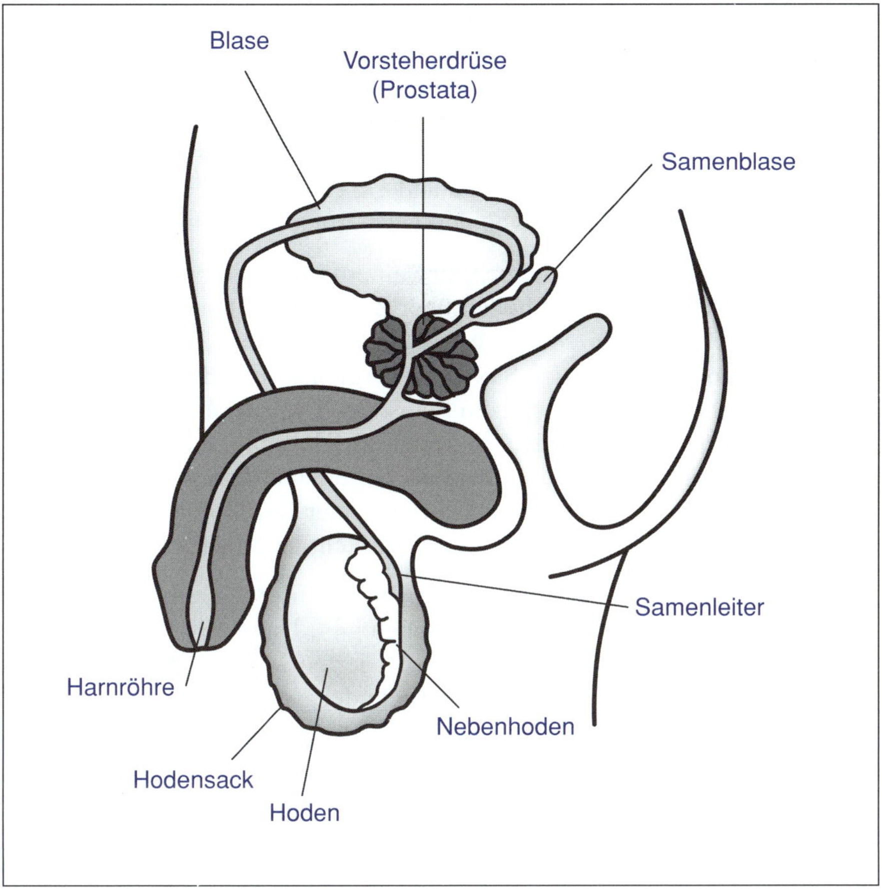

Abbildung 2: Hoden und Prostata

absondern. Oft kann man einen Tropfen dieser Flüssigkeit schon geraume Zeit vor der Ejakulation am Harnröhrenausgang sehen. Dieser Tropfen kann unter Umständen einzelne Samenzellen enthalten. (Dies wäre eine Erklärung für die eher seltenen Fälle, in denen es ohne Samenerguss zur Schwangerschaft kommt.)

Die Samenflüssigkeit, die bei einer Ejakulation austritt (meist nicht mehr als ein Teelöffel voll), setzt sich aus Samenzellen und dem Sekret von Nebenhoden, Samenblasen, Prostata und Cowper-Drüsen zusammen. Keines dieser Sekrete enthält irgendwelche schädlichen Substanzen. Wer Samenflüssigkeit verschluckt, muss sich auf Grund der Substanzen keine Sorgen machen. Sie ist meist dickflüssig und von grauweißer Farbe, kann aber auch dünn und wässrig aussehen. Die Menge, Konsistenz und Zusammensetzung der Samenflüssigkeit hängt unter anderem von der Häufigkeit der Ejakulationen ab. Der Geschmack kann sich ändern, er kann süßlich, bitter, salzig, neutral oder … sein, was u. a. von den verspeisten Lebensmitteln abhängt.

Bei sexueller Erregung wandern die Samenfäden, die noch recht unbeweglich sind, aus den Nebenhoden über die Samenleiter zu einem Reservoir vor der Prostata, in dem sich das „einsatzbereite" Sperma einlagert. Bei der Ejakulation tritt der Samen – bereichert um die verschiedenen Flüssigkeiten – pulsierend aus dem Penis aus. Die zuckerhaltige Substanz aus den Samenzellen dient den Spermien als Nahrung, das Prostatasekret macht die Spermien mobil und dient als Schutz auf dem Weg in Richtung Eizelle. Dieser einmal begonnene Vorgang, der mit Gefühlen verbunden zum Orgasmus wird, kann als Ejakulation nicht unterbrochen werden.

Übrigens: Die Nebenhoden können nicht anschwellen und schmerzhaft prall werden, wenn es keine Ejakulationen gibt. Dann absorbiert der Körper die Spermien. Sonst hätten alle sterilisierten Männer Probleme, denn bei ihnen werden die Samenleiter oberhalb der Nebenhoden durchtrennt.

1.5 Erregungsphasen: Lust – Erregung – Höhepunkt – Entspannung

Die inhaltliche Beschreibung der verschiedenen funktionellen Sexualstörungen des Mannes orientiert sich an den aufeinanderfolgenden Phasen eines sexuellen Erlebnisses. Dies sind die Appetenzphase, die Erregungsphase, die Plateauphase und die Orgasmusphase sowie die Entspannungsphase. Es ist deshalb hilfreich, zunächst diese Phasen zu betrachten, die übrigens genauso für Frauen zutreffen:

1. Appetenzphase

Ein sexuelles Erlebnis beginnt mit Lust. Was Menschen Lust auf Sex macht, ist dabei höchst unterschiedlich. Manch einer reagiert auf sexuelle Reize wie das Bild einer attraktiven Frau oder auf den Anblick seiner Partnerin. Manchmal sind es auch nur Gedanken oder Vorstellungen, die Lust auf Sex auslösen. Ist es in der Situation möglich, wird vielleicht versucht, eine Gelegenheit zu sexuellen Aktivitäten zu finden. Diese Phase nennt man Appetenzphase, das heißt: die *Phase des Verlangens*.

2. Erregungsphase

Die zweite Phase nennt man *Erregungsphase*. Sie ist durch zunehmende sexuelle Erregung gekennzeichnet. Die Erregungskurve der Männer drückt sich u. a. in einer stärker werdenden Erektion aus. Gleichzeitig verlagern sich die Hoden Richtung Bauch. Der Körper reagiert mit vermehrter Wärmeproduktion und verstärktem Herzklopfen. Pulsschlag, Atemfrequenz und allgemeine Muskelspannung erhöhen sich. Die Brustwarzen werden hart und empfindlicher. Ihre Berührung empfinden manche Männer als sehr angenehm und luststeigernd, andere als unangenehm und schmerzhaft.

3. Plateauphase

In der nächsten Phase, der sogenannten *Plateauphase*, bleibt die Erregung auf einem hohen Niveau. Die Atmung wird noch schneller, Blutdruck und Puls steigen weiter an, die Hoden schwellen an, manchmal wird der Penis noch etwas größer und härter. Bei vielen Männern treten nun an der Penisspitze die sogenannten „Lusttröpfchen" aus, eine klare Flüssigkeit, die durch die Drüsen im Bereich der Prostata (die Cowperschen Drüsen) gebildet wird.

4. Orgasmusphase

Die angewachsene Erregung führt in die nächste Phase, die *Orgasmusphase*. Sie kündigt sich über den sogenannten „Point of no return" an, den Punkt, an dem es kein Zurück mehr gibt, und der Mann weiß, dass er gleich einen Orgasmus haben wird. Auffälligstes Kennzeichen dieser Phase ist natürlich der Orgasmus, das lustvolle Erleben des sexuellen Höhepunktes, unwillkürliche Zuckungen des ganzen Körpers, insbesondere der gesamten Penis- und Beckenbodenmuskulatur, mit denen die Samenflüssigkeit aus dem Penis herausgeschleudert wird. Allerdings gibt es auch in dieser Phase noch weitere körperliche, wenngleich auch weniger auffällige Veränderungen. Manche Männer beginnen partiell zu schwitzen, die Schließmuskeln von Anus und Harnröhre ziehen sich zusammen, Gesichtsmuskeln und weitere Muskeln im Körper sind angespannt, Atem- und Pulsfrequenz sowie Blutdruck steigen noch etwas weiter an. Diese Phase dauert aber nur einige Sekunden.

5. Entspannungsphase

Nach dem Orgasmus folgt die *Entspannungsphase*. Der Penis erschlafft wieder. Der Körper ruht. Manche Menschen erleben das sogenannte Nachspiel, das Schmusen und Streicheln nach dem Orgasmus, als besonders schön, andere möchten nun in Ruhe gelassen werden. Direkt nach dem Orgasmus ist der Mann nicht mehr erregbar, er befindet sich in der sogenannten Refraktärphase. Manche Männer empfinden die Berührung des Penis jetzt sogar als sehr unangenehm oder sogar schmerzhaft. Bei jungen Männern kann diese *Refraktärphase* kurz sein, mit dem Alter nimmt sie zu. Ältere Männer sind manchmal nach einem Orgasmus erst nach einigen Tagen wieder erregbar.

Auch dieser Verlauf ist nur die Verallgemeinerung von häufig vorzufindendem sexuellem Verhalten. Die Dauer und die Intensität der einzelnen Phasen können sehr unterschiedlich sein. Nicht alle Phasen müssen zwangsläufig durchlaufen werden. So ist es auch Sex, wenn die sexuelle Begegnung mit der Partnerin oder dem Partner schon während der Erregungsphase beendet wird. Sofern der Mann und/oder die Partnerin damit zufrieden sind, ist dies in Ordnung, nicht unnormal, geschweige denn krank oder gestört.

Sexualität kann in den verschiedenen oben dargestellten Phasen wie folgt gestört sein (vgl. Kasten).

Störungen in den einzelnen Phasen der sexuellen Erregung:

1. Appetenzphase:
   - Die sexuelle Unlust
   - Sexuelle Aversion
   - Gesteigertes sexuelles Verlangen
2. Erregungsphase:
   - Erektionsstörung
   - Schmerzen beim Sex
3. Orgasmusphase:
   - Frühzeitige Ejakulation
   - Orgasmusstörung
   - Mangelnde sexuelle Befriedigung
4. Entspannungsphase:
   - Gereiztheit/Genervtheit
   - Innere Unruhe
   - Gefühl der Einsamkeit oder Traurigkeit

Im Folgenden sollen die verschiedenen, nicht organisch bedingten Sexualstörungen betrachtet werden.

1.6 Welche Störungen gibt es?

Gut zu Wissen:

Sexuelle Störungen sind dann vorhanden, wenn:
- die Sexualität nicht mehr genussvoll erlebt oder Sexualität über einen längeren Zeitraum vermieden wird,
- der Körper nicht mehr auf Berührungen oder Fantasien reagiert (z. B. keine Erektion),
- zwar zunächst Erregung vorhanden ist, aber ab einem bestimmten Zeitpunkt – vom Gefühl her zu früh – wieder verschwindet,
- über einen längeren Zeitraum keine Lust auf Sexualität verspürt wird,

- Schmerzen bei sexuellen Handlungen verspürt werden,
- ein Mann sich durch diese Störungen der sexuellen Funktion behindert fühlt oder gehindert wird, seinen Wünschen nachzukommen.

1.6.1 Störungen in der Appetenzphase

Hier werden drei Störungen unterschieden: die sexuelle Unlust, die sexuelle Aversion und das gesteigerte sexuelle Verlangen.

Die sexuelle Unlust

Wenn Menschen geringes sexuelles Interesse haben oder verspüren, sich wenig um sexuelle Kontakte bemühen oder auf die Initiative von Partnerin oder Partner nicht eingehen, spricht man von sexueller Unlust. Trotzdem gibt es für keinen Menschen eine Pflicht zum Sex. Wenn ein Mann und seine Partnerin kein oder nur noch wenig Interesse an gemeinsamer Sexualität haben und/oder sie vielleicht andere Möglichkeiten gefunden haben, ihre Sexualität zu leben, ist auch das in Ordnung! Oft leiden bei sexueller Unlust die Partnerin oder der Partner mehr, als der Betroffene selbst. Der Behandlungswunsch entsteht dann oft auf Drängen des Partners oder weil es durch die unbefriedigende Sexualität zu weiteren Spannungen in der Partnerschaft kommt. Viele Betroffene sorgen sich auch, dass die für den Partner unbefriedigende Sexualität zu Untreue, zur Trennung oder zu Schuldgefühlen führen könnte. Es ist leicht nachvollziehbar, dass bei solchen Gedanken Sex mehr und mehr zur „Pflicht" verkommt – nach dem Motto „Wir müssten ja mal wieder". Sicherlich kein guter Ausgangspunkt für lustvollen und befriedigenden Sex.

Merke:

Grundsätzlich unterscheiden sich Menschen darin, wie viel Lust auf Sex sie haben. Unsere sexuelle Lust hängt von verschiedenen Umständen ab – von der Lebensphase, von Partnerschaften, von Alltagsbelastungen. Viele Menschen haben im Urlaub, wenn sie die alltäglichen Sorgen zu Hause gelassen haben, mehr Lust auf Sex. Zu Beginn einer Partnerschaft haben die Menschen meist mehr Lust als nach vielen Jahren des Zusammenlebens. Von einer Störung sprechen wir erst dann, wenn die Partnerin oder der Mann selbst über längere Zeit unzufrieden sind und unter der Situation leiden.

Ob sexuelle Unlust oder andere funktionelle Sexualstörungen: Wichtig ist stets die Unterscheidung, ob die Störungen immer schon bestanden oder ob sie sich erst nach einer Phase ungestört funktionierender Sexualität eingestellt haben. Man spricht im ersten Fall von einer primären Störung, im zweiten von einer sekundären Störung. Für Therapeuten und Therapeutinnen ist diese Information wichtig, weil Kenntnisse über die Entstehung einer Störung manchmal auch Informationen über die aktuellen Ursachen vermitteln.

Die in diesem Sinne sekundäre sexuelle Unlust, also die, die nach einer Phase befriedigender Sexualität entsteht, ist deutlich häufiger als die primäre sexuelle Unlust. Dabei können viele Umstände eine Rolle spielen: Offener Streit in der Partnerschaft, der die Lust verdirbt, unterschwellige, nicht ausgesprochene Konflikte oder Langeweile in der Partnerschaft. Auch Faktoren, die nichts mit der Partnerschaft zu tun haben, können eine Rolle spielen: Berufliche Belastungen, Probleme mit dem Selbstwertgefühl, Belastungen durch Sorgen über andere wichtige Menschen wie Familienmitglieder oder enge Freunde. Letztlich ist die Liste der Störenfriede für sexuelle Lust sehr lang, und es macht Sinn, die persönlichen Ursachen aufzustöbern (vgl. Kapitel 2).

Fallbeispiel:

Herr und Frau B. haben vor einem guten halben Jahr ihr zweites Kind bekommen. Der ältere Sohn ist 2 Jahre alt und kommt bald in die Kita, seine kleinere Schwester ist ein sehr lebendiges Kind und schreit viel. Frau B. ist mit der Betreuung der Kinder ziemlich beschäftigt. Außerdem vermisst sie die Gespräche mit ihren Arbeitskolleginnen, macht sich auch viele Sorgen, ob der Wiedereinstieg am Arbeitsplatz reibungslos laufen wird. Herr B. ist Abteilungsleiter in einem mittelständischen Unternehmen. Dort ist die Lage aufgrund der Arbeitsmarktsituation sehr angespannt, außerdem findet sich der Betrieb mitten in einer Umstrukturierung. Meist, wenn Herr B. nach Hause kommt, ist seine Frau damit beschäftigt, die Kinder ins Bett zu bringen. Danach sitzen Herr und Frau B. völlig erschöpft vor dem Fernseher. Von Sex ist schon seit langem keine Rede mehr.

Eine Untergruppe der sekundären sexuellen Unlust betrifft die Reaktion auf andere sexuelle Störungen wie Erektionsstörungen oder frühen Samenerguss. Die betroffenen Männer fühlen sich durch die mangelhafte Erektion oder den frühen Samenerguss so hilflos, dass ihnen im wahrsten Sinne des Wortes die Lust vergeht. Derlei Probleme verderben nicht nur den Spaß, den der Sex eigentlich machen könnte, sie führen auch noch zu Minderwertigkeits-, Scham- oder Schuldgefühlen. Und so verwundert es nicht, dass betroffene Männer über kurz oder lang versuchen, solch frustrierende Erlebnisse zu vermeiden.

Sexuelle Aversion

In der extremen Form kann die sexuelle Appetenz nicht nur durch Unlust gestört sein, sondern sogar durch Ekel oder Angstgefühle schon beim bloßen Gedanken an Sex. In diesem Fall spricht man von sexueller Aversion. Üblicherweise vermeiden betroffene Männer möglichst jeden sexuellen Reiz, um solch unangenehmen Gefühlen auszuweichen.

Gesteigertes Sexuelles Verlangen

Genau umgekehrt ergeht es den Männern mit gesteigertem sexuellem Verlangen, die ständig auf der Suche nach sexuellen Reizen und Erfahrungen sind. Dabei stellt sich wieder die Frage nach der Norm: Ab wann ist ein Verlangen gesteigert, bis wohin ist es noch normal? Diese Frage können nur die Männer selbst – vielleicht mit Hilfe ihrer Partnerin – beantworten: Leiden Sie oder Ihre Partnerin unter einem zu intensiven, gesteigerten sexuellen Verlangen? Erleben Sie es selbst als störend oder vielleicht sogar krankhaft? Werden Sie in Ihrem alltäglichen Leben behindert?

Diese Problematik tritt im Übrigen oft im Zusammenhang mit anderen psychischen Problemen auf – zum Beispiel mit den sogenannten affektiven Störungen, bei denen die Gefühle eines Menschen extrem euphorisch sein können.

1.6.2 Störungen in der Erregungsphase

In der Erregungsphase kann die sexuelle Funktion des Mannes auf zweierlei Art gestört sein.

Erektionsstörung

Die häufigere Störung ist die Erektionsstörung. Als Erektionsstörung wird bezeichnet, wenn der Penis für die gewünschte sexuelle Aktivität nicht oder nicht ausreichend steif wird. Es kann auch sein, dass die Erektion zunächst ausreichend ist, sich jedoch verliert. Oft geschieht dies genau in dem Moment, in dem der Mann in die Scheide der Partnerin einzudringen versucht.

Männer vermuten hinter Erektionsstörungen meist körperliche Ursachen. Eine körperliche Ursache ist aber nur wahrscheinlich, wenn die Problematik durchgängig besteht. Durchgängig heißt,

- wenn auch beim Vorspiel, beim Streicheln oder Massieren des Penis keine oder nur eine sehr schwache Erektion auftritt,
- wenn die Erektion trotz fortgesetzter Stimulation *immer wieder* verloren geht,
- wenn es auch beim Sex mit einem anderen Partner und sogar bei der Selbstbefriedigung zu keiner Erektion kommt und
- wenn die nächtliche, meist traumbedingte, und die morgendliche, meist durch Blasendruck ausgelöste, Erektion ausbleibt. (Der Umkehrschluss gilt hier allerdings nicht: Wenn die morgendliche Erektion ausbleibt, bei der Sexualität aber ansonsten keine Erektionsprobleme auftauchen, ist nicht von einer körperlichen Störung auszugehen.)

Unter den oben genannten Umständen könnte eine körperliche Ursache zumindest mit verantwortlich für die Erektionsstörung sein. Körperliche Ursachen sollten auf jeden Fall überprüft werden, wenn die Erektion zu keinem Zeitpunkt im sexuell aktiven Leben eines Mannes befriedigend funktioniert hat. Da hilft der Gang zum urologischen oder internistischen Facharzt.

Eine Erektion ist eine Reaktion:

Wenn ein Mann befürchtet, dass er eine Erektionsstörung hat, und argwöhnt, dass es dafür einen physischen Grund gibt, sollte er sich zunächst klar machen, dass eine Erektion eine Reaktion ist. Und zwar eine Reaktion des männlichen Körpers auf eine sexuell reizvolle Situation. Wenn dieser Mann in einer solchen Situation aber keine Lust erlebt und auch von den Gefühlen her nicht sexuell erregt ist, macht es keinen Sinn, auf eine Erektion zu warten. In diesem Fall ist das Problem nicht sein Penis, sondern dass er keine sexuell erregende Spannung aufbauen konnte.

Die Gründe, weshalb ein Mann keine sexuelle Spannung aufbauen konnte und deswegen auch die Erektion ausbleibt, können vielfältig sein und werden im Kapitel 2 ausführlicher besprochen.

Schmerzen beim Sex

Deutlich seltener kommen Störungen in der Erregungsphase vor, die von Schmerzen beim Sex an Penis oder den Hoden gekennzeichnet sind. Wir sprechen von einer psychogenen Dyspareunie, wenn davon auszugehen ist, dass die Schmerzen seelische Ursachen haben. Oft haben solche Schmerzen aber körperliche Ursachen. Das können Hautreizungen oder -erkrankungen sein (z. B. Pilzinfektionen), Entzündungen von Harnleiter, Blase oder Prostata oder die schon beschriebene Vorhautverengung (Phimose).

Können die Symptome nicht auf körperliche Ursachen zurückgeführt werden, spielen wahrscheinlich psychische Gründe eine Rolle, die sich beim Sex in Anspannung niederschlagen und so Schmerzen verursachen. So kann es etwa bei dem Versuch, den Samenerguss zurückzuhalten, zu Verkrampfungen der dabei angespannten Muskeln kommen.

Bei Männern, die nur sehr schwer zum Orgasmus kommen, stellen sich häufig Schmerzen ein, weil sie ihren Penis zu heftig stimulieren oder beim Geschlechtsakt zu schwungvoll oder ausdauernd sind. Hierbei sind die Schmerzen Folge einer anderen Problematik, nämlich der Orgasmusstörung.

Schmerzen können auch dadurch entstehen, dass der Penis oder die Hoden durch das sexuelle Spiel zu sehr „beansprucht“ werden. Dann muss von einem organischen Grund der Schmerzen gesprochen werden, der aber durch das Sexualverhalten bedingt ist.

1.6.3 Störungen in der Orgasmusphase

Die Störungen der Orgasmusphase sind dadurch gekennzeichnet, dass der Samenerguss (Ejakulation) zu früh, stark verzögert oder gar nicht auftritt. Seltener sind Störungen, bei denen der Mann eine Ejakulation ohne die dazu gehörenden Lustgefühle erlebt, den Orgasmus ohne Ejakulation (trockner Orgasmus) erlebt oder sein Sperma in die Blase fließt (retrograde Ejakulation).

Frühzeitige Ejakulation

Bei der *frühzeitigen Ejakulation* (ejaculatio praecox) erfolgt der Samenerguss entweder schon vor dem Einführen des Penis, beim Einführen des Gliedes oder unmittelbar danach.

Wann ist zu früh?

Auch in Bezug auf die frühzeitige Ejakulation ist es natürlich wieder schwierig, eine Norm festzulegen: Wann ist früh zu früh? Letztendlich bestimmen der betroffene Mann oder das Paar gemeinsam, was „zu früh" bedeutet. Wenn ein Mann recht schnell ejakuliert, er selbst oder seine Partnerin sich dadurch nicht beeinträchtigt fühlen, liegt keine Störung vor. Deswegen nennt man diese Problematik heute nicht mehr wie früher „vorzeitigen", sondern nur noch „frühzeitigen" Samenerguss.

Unter frühzeitigem Samenerguss leiden die meisten betroffenen Männer seit Beginn ihres aktiven Sexlebens. Obwohl auch eine angeborene Veranlagung angenommen wird, geht man davon aus, dass diese Männer wegen ungünstiger Bedingungen nicht ausreichend gelernt haben, ihren Samenerguss zu kontrollieren. Viele Männer lernen diese Kontrolle ganz natürlich durch Selbstbefriedigung. Dabei erfahren sie automatisch verschiedene Spielarten der Stimulation. Sie lernen, deren Effekte einzuschätzen, wo ihr „Point of no return" liegt, und wissen bald aus Erfahrung, wann sie die Stimulation drosseln müssen, wenn sie noch nicht kommen wollen. Junge Leute, die keine räumliche Rückzugsmöglichkeit wie ein eigenes Zimmer haben, sich versteckt und heimlich selbst befriedigen müssen und damit keine Möglichkeit zum Training haben, werden versuchen, schnellstmöglich zum Erguss zu kommen. Das gilt ebenso für solche jungen Männer, deren restriktives familiäres Umfeld jede Form von Selbstbefriedigung ablehnt, wo also Angst vor Entdeckung und Scham eine lustvolle Selbstbefriedigung verhindern.

Bei einer weiteren Gruppe von Männern entwickelt sich der frühzeitige Samenerguss erst nach einer langen Phase, in der sie ihn gut kontrollieren konnten. Häufigster Grund ist, dass diese Männer nur selten Geschlechtsverkehr erleben und dann möglicherweise sehr erregt sind und schnell zum Orgasmus kommen. Beginnen sie daraufhin, sich stark zu beobachten und das Zu-Früh-Kommen zu vermeiden, geraten sie in einen sich selbst verstärkenden Mechanismus, der die Störung oft schlimmer macht.

Allerdings kann die frühzeitige Ejakulation auch von vielen anderen Faktoren mit ausgelöst werden: Störungen der Partnerschaft, ungünstiges Partnerverhalten, mangelnde Kommunikation bei der sexuellen Begegnung, Angst- oder Stressgefühle.

Dadurch dass die Ejakulation zu früh kommt, wird sie zum ungeliebten und ungewünschten Ereignis. Dies kann dazu führen, dass die mit ihr in der Regel verbundenen Lustgefühle ausbleiben, lediglich die körperlich bedingte Ejakulation wahrgenommen wird.

Orgasmusstörung

Bei der sogenannten *Orgasmusstörung* ist der Orgasmus stark verzögert oder bleibt völlig aus. Die betroffenen Männer benötigen intensive Stimulation des Penis oder langandauernden Geschlechtsverkehr, um zum Höhepunkt zu kommen, wenn es denn überhaupt gelingt. Statt lustvoller Körperlichkeit wird der Sex zum verzweifelten Ringen um den Orgasmus und endet mit körperlicher Erschöpfung, Unzufriedenheit oder genervtem Abbruch durch den Betroffenen selbst oder den Partner.

Sicher können in selteneren Fällen auch Nebenwirkungen von Medikamenten oder zu wenig empfindsame Nervenenden unterhalb der Eichel organische Ursache von verzögerten und ausbleibenden Ejakulationen sein. Meist sind die Gründe aber psychisch: Unzureichendes Vertrauen in die Partnerschaft, Angst vor Nähe oder zu intensiver Bindung, mangelnder Zugang zu den eigenen Körperempfindungen und Gefühlen können derartige Störung auslösen und aufrechterhalten.

Mangelnde sexuelle Befriedigung

Gleiches gilt für die *mangelnde sexuelle Befriedigung*: Bei dieser Störung „funktionieren“ alle sexuellen Reaktionen normal, nur dass beim Orgasmus das befriedigende Lustgefühl nicht oder nur unzureichend aufkommt. Unter solchen Erscheinungen leiden allerdings deutlich mehr Frauen als Männer.

1.6.4 Störungen in der Entspannungsphase

In der Entspannungsphase erleben Menschen meist positive Gefühle – Zufriedenheit, Geborgenheit oder wohlige Müdigkeit. Manche Männer aber haben nach dem Sex einen regelrechter Kater: Sie sind gereizt, genervt, innerlich unruhig, fühlen sich einsam oder traurig. Diese Männer leben in einem Konflikt. Auf der einen Seite lieben sie aktiven Sex. Auf der anderen Seite wissen sie, dass es ihnen danach regelmäßig schlecht geht. Es stimmt etwas nicht mit dem inneren Gleichgewicht, der Ausgewogenheit zwischen Erregung und Entspannung. Sexuelle Erregung kann ein vorhandenes psychisches Ungleichgewicht verdecken. Lässt die Erregung nach dem Höhepunkt nach, bricht dieser innere Konflikt verstärkt auf. Er äußert sich in der Regel seelisch und kann sich darüber hinaus körperlich bemerkbar machen durch Kopfschmerzen, Niedergeschlagenheit oder Schlafstörungen.

1.6.5 Selbstverstärkungsmechanismus

Der folgende Konflikt ist typisch für alle funktionellen Sexualstörungen (bis auf sexuelle Unlust und Aversion). Der Mann möchte all die Freuden erleben, die durch das Liebesspiel ausgelöst werden. Zugleich plagen ihn Sorgen und Angst, keine Erektion zu bekommen, zu früh zu ejakulieren, Schmerzen zu haben. In der klinischen Psychologie nennt man solche Konflikte Annäherungs-Vermeidungskonflikte. Oft siegt die Vermeidungstendenz: Die betroffenen Männer vermeiden erotische Begegnungen, um sich Frust zu ersparen. In Partnerschaften kann das zur Folge haben, dass die Sexualität und später auch die Zärtlichkeit einschlafen: Nachdem man dem Sex aus dem Wege gegangen ist, um sich den Frust und dem Partner die vermuteten schlechten Gefühle zu ersparen, werden irgendwann auch die Liebkosungen eingestellt, weil der Partner sie als Aufforderung zum Sex missdeuten könnte. Dies gilt insbesondere, wenn Paare wenig oder gar nicht über ihre Sexualität und das sprechen, was sie sich wünschen oder nicht, es vielleicht auch gar nicht können.

Auch betroffene Männer, die nicht in einer Partnerschaft leben und sexuelle Kontakte vermeiden, haben das Risiko, dass sich das Problem verschlimmert. Denn für sie wie für diejenigen, die in stummer Partnerschaft leben, gilt: Es können keine Erfahrungen mehr gemacht werden, die Versagens- oder Frustrationsbefürchtungen korrigieren könnten.

Dieses Problem heißt Selbstverstärkungsmechanismus oder Teufelskreis der Angst und liegt ursächlich oder sekundär vielen sexuellen Störungen zugrunde (siehe Kapitel 2.1).

1.7 Sexuelle Fantasien

Sexuelle Fantasien stellen einen natürlichen, gesunden und lustvollen Teil des Lebens dar. Sie sind frei, frei erhältlich und haben selten Nebenwirkungen. Es scheint beinahe so, als ob sie unverzichtbar und unvermeidbar wären. Und deshalb sollte man aus sexuellen Fantasien so viel Nutzen wie möglich ziehen.

Sexuelle Fantasien sind häufig!

- 60 % der Männer haben vor allem dann sexuelle Fantasien, wenn sie wenig oder gar keine Sexualkontakte haben.
- 30 % der Männer können mit Hilfe ihrer Fantasien sexuelle Kontakte auch bei einer unbefriedigenden partnerschaftlichen Beziehung genießen.
- 60 % der Männer haben dann häufiger sexuelle Fantasien, wenn die sexuelle Beziehung nicht mehr so attraktiv ist. Sie stellen sich in ihren sexuellen Fantasien sexuelle Praktiken oder auch andere Sexualpartnerinnen vor. Diese Fantasien möchten oder können sie den eigenen Partnerinnen nicht mitteilen.
- Sexuelle Tagträume werden von einem Drittel der Männer hin und wieder willentlich herbeigeführt.

Fantasien und sexuelles Verhalten müssen nichts miteinander zu tun haben. Wenn ein Mann von einer speziellen sexuellen Vorstellung angeregt wird, heißt es noch lange nicht, dass er sie so auch in der Wirklichkeit erleben will. Und das ist auch gut so, denn die Fantasie kann genau so gestaltet werden, wie es den sexuellen Wünschen entspricht. Die Realität hingegen kann ganz anders aussehen: Der Sex mit zwei Partnerinnen kann sehr anstrengend, Gruppensex sehr abturnend und Geschlagen werden sehr, sehr schmerzhaft sein.

Sexuelle Fantasien dienen auch dazu, ausgefallene und gesellschaftlich nicht akzeptierte Vorstellungen zu durchleben, auch wenn sich der jeweilige Mann im täglichen Leben vernünftig, konstruktiv, beherrscht und sozial angemessen verhält. In der Fantasie können die unvernünftigsten, destruktivsten, unbeherrschtesten und auch verrücktesten Vorgänge ausgemalt werden.

Merke:

Was eine Fantasie auch erotisch macht, ist die Tatsache, dass sie einen Teil des Lebens wiedergibt, der sich außerhalb der Verhaltensnorm befindet.

Eher selten stellt sich jemand in der erotischen Fantasie Sex mit der tatsächlichen Partnerin im eigenen Schlafzimmer und dazu noch in der Missionarsstellung vor. Sex in der Fantasie findet an malerischen Stränden, auf exotischen Inseln, im Verließ einer Festung, auf einer Wiese oder mit dem Zuschauen anderer Menschen statt.

Oft spielen in sexuellen Fantasien Themen von Macht und Ohnmacht eine wichtige Rolle. So kann sich ein Partner wünschen, devot zu sein und gegen seinen Willen „genommen“ zu werden. Oder er wünscht sich, dominant zu sein und den anderen zu demütigen und für seine sexuellen Bedürfnisse zu benutzen. Auch brechen Partner in ihren sexuellen Fantasien aus, um mit anderen abenteuerliche Begegnungen zu erleben, z. B. Sex mit einem Fremden zu haben oder mit der Chefin oder mit einer guten Bekannten, als Heteromann mit einem anderen Mann. Ein im Beziehungsalltag eher gehemmter Mann kann sich in seiner Fantasie als ungehemmt, ein sonst eher zurückhaltender Mann als dominant erleben.

Sexuelle Fantasien können eine Ausgleichsfunktion für die Erfahrungen des Alltags haben, in ihnen erleben Männer Inhalte, die im Alltag als nicht lebbar oder mit der Vorstellung von Partnerschaft als unvereinbar erscheinen. Befreiende Gefühle und Szenarien können erlebt werden, ohne die eigene Beziehung verlassen zu müssen. Aber der Inhalt von Fantasien kann durchaus ein Ausdruck für die Probleme und Muster der Partner in Beziehung zum anderen oder zu sich selbst sein.

Wann können Fantasien ein Risiko sein?

Sexuelle Fantasien können eine Partnerschaft sowohl bereichern als auch gefährden. Das hängt ganz von der Fantasie selbst ab und auch von der Rolle, die sie zwischen den Partnern spielt. Sexuelle Fantasien sind häufig begleitet von zwiespältigen Gefühlen: Wonach die sehnsüchtige Vorstellung strebt, wird in der Realität keinesfalls gewünscht. Daher wird das Ausleben der Fantasien in der Realität eben auch diese Zwiespältigkeit zum Ausdruck bringen. Fantasien können dann ein Risiko darstellen, wenn sie zwischen den Partnern stehen, d. h. wenn man die eigene Partnerin zwanghaft als Objekt seiner Fantasie betrachten muss. Grenzüberschreitend wird es dort, wo die Vorstellung wichtiger wird als die eigentliche Begegnung mit der Partnerin. Oder wenn zwischen Spiel und Vorstellung auf der einen Seite und der realen Beziehung auf der anderen Seite nicht mehr unterschieden werden kann.

Ob der Partnerin die sexuellen Fantasien mitgeteilt werden, ob versucht werden sollte, gemeinsam mit der Partnerin einen Teil der Träume wahr werden zu lassen, kann nicht allgemein beantwortet werden. Vielleicht macht es Sinn, einmal vorsichtig zu erforschen, was der Partnerin zuzumuten und wo deren sehnsüchtige Wünsche sind. Werden die Fantasien und sehnsüchtigen Träume immer stärker, stellen sie sich immer mehr zwischen Partner und Partnerin. Werden sie unterdrückt, können sie sich aus dem Unbewussten heraus bemerkbar machen und so auch Einfluss auf die Partnerschaft nehmen. Beim partnerschaftlichen Sex kann sich eine verdrängte Fantasie quasi dazwischen schieben und die Sexualität komplett überlagern, so dass der Partner nicht mehr wirklich wahrgenommen werden kann, sondern stattdessen in das sexuelle Szenarium eingebaut wird. Dann verschwimmt die Grenze zwischen Fantasie und Realität.

Ob sexuelle Fantasien stimmig, unkompliziert oder bedrohlich sind, scheint in erster Linie davon abzuhängen, wie häufig sie auftreten, wie stark der Mann auf sie angewiesen ist oder sich von ihnen abhängig fühlt. Bedrohlich können vor allem Gewaltfantasien und Fantasien mit strafrechtlich relevantem Inhalt sein, wenn die Befürchtung besteht oder zunimmt, dass aus der Fantasie vielleicht Realität werden könnte. Sind solche Befürchtungen vorhanden, macht es durchaus Sinn, professionellen Rat zu suchen. Diese fachliche Unterstützung wird insbesondere dann wichtig, wenn begonnen wird, die Umsetzung der Fantasien in die Realität zu bahnen und in den Gedanken oder real vorzubereiten.

Sexuelle Fantasien entstehen aus dem Wechsel von Befriedigung und Nicht-Befriedigung, treiben Menschen vorwärts und können neues sexuelles Erleben und sexuelle Zufriedenheit erschließen. Sind sie aber nicht nur lustvoll und bereichernd, können sie die sexuelle Entwicklung hemmen. Verharrt ein Mann zu sehr in Idolen und Idealbildern der sexuellen Erfüllung, wird seine sexuelle Entwicklung gebremst werden.

Fazit: Sexuelle Fantasien

In der Regel sind sexuelle Fantasien normal, lustvoll, bereichernd und können zur sexuellen Weiterentwicklung verhelfen. Wen ein schlechtes Gewissen wegen seiner Fantasien plagt, der sollte daran denken, dass es einen großen Unterschied gibt zwischen der Fantasie und deren Ausführung. Die Hindernisse des wirklichen Lebens, die eigenen Werte und die Normen der Gesellschaft werden in der Regel dafür sorgen, dass die Fantasie dort bleibt, wo sie hingehört, nämlich im Kopf. Wenn allerdings sexuelle Fantasien, insbesondere mit belastenden und grenzüberschreitenden Bildern einen zu großen Raum in der Sexualität einnehmen oder wenn eine nicht gewünschte Umsetzung droht, sollte professionelle Hilfe aufgesucht werden.

1.8 Sexuelle Abweichungen

Sexuelle Funktionsstörungen haben nichts mit Paraphilien oder sexuellen Devianzen zu tun. In deren Mittelpunkt stehen intensive sexuell erregende Fantasien, drängende sexuelle Bedürfnisse oder Verhaltensweisen in Bezug auf

- nichtmenschliche Objekte wie Stiefel, Unterwäsche und Strümpfe,
- Leiden oder Demütigungen, die man sich selbst zufügt oder die vom Partner beigebracht werden,
- Kinder oder Personen, die dem sexuellen Kontakt nicht zugestimmt haben oder nicht zustimmen konnten (zum Beispiel bei geistiger Behinderung).

Merke:

Von einer Paraphilie wird nur dann gesprochen, wenn sie Leiden erzeugt oder der Betroffene in wichtigen Bereichen des alltäglichen Lebens beeinträchtigt ist.

Damit die Diagnose einer Paraphilie gestellt wird, muss durch die außergewöhnliche Leidenschaft des Betroffenen auch Leiden bei sich selbst oder anderen erzeugt werden oder er ist in wichtigen Bereichen seines Lebens beeinträchtigt, z. B. im Beruf oder in seinen zwischenmenschlichen Beziehungen. Die Reize, die den paraphilen Mann erregen, unterscheiden sich manchmal nicht von denen, die auch andere Männer als aufregend empfinden. Erotische Unterwäsche oder hochhackige Stiefel beflügeln bekanntlich Männerfantasien. Auch sich beim Sex zu zeigen, wird von manchem Mann als erregend empfunden. Der Unterschied ist, dass für den paraphilen Mann ohne diesen Reiz meist gar keine oder nur wenig erregende Stimmung aufkommt. So kann es sein, dass hinter einer Erektionsstörung eine Paraphilie steckt. Eine „normale“ sexuelle Begegnung ist für den betroffenen Mann einfach nicht erregend genug, so dass sein Unterleib unbeteiligt bleibt. Tabelle 1 gibt einen Überblick über Paraphilien und die Reize, die die sexuelle Erregung auslösen.

Tabelle 1: Einige Paraphilien und deren Reize, die die sexuelle Erregung auslösen

Paraphilie	Sexuelle Erregung durch (zum Teil dranghaft) ...
Exhibitionismus	Zur-Schau-Stellen der Genitalien
Voyeurismus	Beobachten sexueller Aktivitäten Anderer
Fetischismus	Gebrauch unbelebter Objekte, z. B. Fell
Transvestitischer Fetischismus	Tragen von Kleidung des anderen Geschlechts
Pädophilie	Kinder vor oder in der Pubertät
Sexueller Masochismus	Gedemütigt werden oder (z. T. körperlich) leiden
Sexueller Sadismus	Andere demütigen oder (z. T. körperlich) Leiden verursachen
Frotteurismus	Sich reiben oder Berühren an einer Person, die dem nicht zugestimmt hat, z. B. in der Straßenbahn oder in Menschenmengen

1.9 Das Internet: Quelle für sexuelle Erregung und sexuelle Probleme

Es ist ein normales und Jahrhunderte altes Bedürfnis von Männern, sich über alle Sinneskanäle sexuell anzuregen und zu stimulieren. Ob es früher die Striptease-Tänzerin, erotische Texte und pornografische Bilder, Filme, die man nur unter der Ladentheke bekam, Sexkinos und Videokabinen waren – heute hat das Internet die Dominanz für bildbezogene sexuelle Stimulierung übernommen. Die frei zugänglichen und bezahlten Sexseiten im Internet haben mittlerweile eine nicht mehr zu überschauende Größenordnung angenommen. Produziert wird aber nur deshalb, weil auch ein entsprechender Bedarf und Abnehmer vorhanden sind:

- Auch wenn das Konsumieren von virtuellen Sex-Inhalten in der Regel immer noch versteckt passiert,
- auch wenn die meisten Männer, wenn sie darauf angesprochen werden, diesen Konsum verneinen,
- auch wenn die Ehefrauen und Freundinnen immer wieder entsetzt sind, wenn sie entdecken, dass er auf Sexseiten surft, und sich fragen, ob sie ihm nicht genügen,

das Bedürfnis von Männern nach erotischer und pornografischer optischer Stimulierung ist normal. Problematisch wird es dann, wenn der Konsum immer mehr Zeit in Anspruch nimmt und man womöglich von einer Abhängigkeit sprechen kann oder wenn sich die Partnerin durch den Konsum verletzt fühlt.

Das Internet als Störenfried:

Probleme entstehen durch das Konsumieren der Sexseiten im Internet und der gegebenenfalls damit verbundenen sexuellen Stimulierung und Befriedigung dann, wenn der Konsum überhandnimmt und in Richtung einer Abhängigkeit entgleitet. Andererseits können partnerschaftliche Probleme dadurch entstehen, dass das Interesse des Mannes an solchem pornografischen Material die Gefühle der Partnerin verletzt.

Die Partnerinnen mögen glauben, dass sie nicht gut oder attraktiv genug wären, dass sie ihren Partner nicht entsprechend seiner Wünsche sexuell befriedigen können oder dass der Mann die Beziehung und die Liebesgefühle mit solcher Pornografie in den Schmutz ziehen will. Viele Partnerinnen erleben es als besonders belastend, dass es sich eben um Heimlichkeiten handelt und damit eine Verletzung des Vertrauens in der Beziehung aufkommt.

Sexsucht und Psychotherapie:

Männer, die in eine Abhängigkeit von Sexseiten im Internet geraten sind, sollten keine Hemmungen haben, professionelle Hilfe in einer Beratungsstelle oder in einer psychotherapeutischen Praxis bzw. psychotherapeutischen Ambulanz aufzusuchen. Manchmal ist ohne eine psychotherapeutische Unterstützung ein Ausweg aus der Abhängigkeit vom nicht zu kontrollierenden Sexualverhalten kaum zu finden.

Sollte der betroffene Mann das Gefühl haben, immer mehr Zeit auf den Sexseiten des Internets zu verbringen, immer häufiger die sexuelle Befriedigung über diese Sexseiten zu brauchen, immer mehr und andere Sexualität nur noch über das Internet zu leben, muss von einem *süchtigen Verhalten* gesprochen werden. Da häufig hinter einer Sucht auch eine Sehnsucht steckt, ist es wichtig herauszufinden, wofür diese Form des sexuellen Konsums herhalten muss, welche partnerschaftlichen (sexuellen) Probleme bestehen, welche ungelösten Lebensprobleme und -konflikte zugedeckt und nicht gelöst werden.

Oftmals befindet sich der sexuell abhängige Mann in einem Teufelskreis der Sucht: Der sexuelle Höhepunkt der durch die Sexseiten des Internets stimulierten Befriedigung ist manchmal deutlich intensiver als der sexuelle Höhepunkt in der partnerschaftlichen Sexualität. Kurz nach Verlassen der Internetseiten treten dann aber bald sehr unangenehme Gefühle wie Frust, Scham, Verstimmung und Schuld auf, die aus der Kombination mit anderen ungelösten Problemen schnell wieder die „Eintrittskarte" in das nächste Aufrufen von Sexseiten werden lassen. Hinzu kommt, dass häufig auch bezahlte Sexseiten aufgerufen werden, was neben dem suchtartigen Verhalten eine finanzielle Belastung darstellt.

Eine wichtige Voraussetzung für eine Normalisierung ist es, dass betroffene Männer ihre sexuelle Abhängigkeit als krankhaft anerkennen und aus der Welt des unbeobachteten und anonymen Internetsurfens auftauchen können.

2 Wie sexuelle Störungen entstehen und sich aufrechterhalten

Bevor wir dazu kommen, was Männern und Paaren das lustvolle Erleben der körperlichen Liebe so schwer macht, ein kurzer Blick auf die Störungsgründe. Die Entstehungsursachen sexueller Probleme sind dabei nicht unbedingt gleichzusetzen mit den Bedingungen, die aktuelle sexuelle Störungen aufrechterhalten.

Zahlreiche Wurzeln für sexuelle Probleme im Erwachsenenalter liegen bereits in der Kindheit. Viele Jungen möchten schon früh richtige Männer sein. Aber sie sind insgeheim von Zweifeln geplagt, ob sie auch wirklich das Zeug zum Helden haben. Und mit diesen oft quälenden Gedanken werden sie erwachsen.

Fest steht, dass Männer, die

- sich unsicher fühlen,
- einen hohen Leistungsanspruch an sich selbst haben,
- kein gutes Körpergefühl entwickeln konnten,
- in deren Elternhäusern nicht über Sex gesprochen wurde,
- die wenig über Sex wissen und
- wenig Gutes über ihre eigene Sexualität und das Mannsein erfahren haben,

als Erwachsene belasteter und daher prädestinierter für sexuelle Störungen sind. Dasselbe gilt für Männer, die in der Jugend keine oder wenige Vorbilder für Zärtlichkeit hatten.

Die Umstände, unter denen sich sexuelle Probleme entwickeln, können sehr unterschiedlich sein. Sexuelle Probleme werden aus verschiedenen Quellen gespeist. Allerdings hat die psychotherapeutische Arbeit gezeigt, dass sich bei zahlreichen Patienten große Gemeinsamkeiten finden, die für die Entstehung sexueller Störungen verantwortlich sind.

2.1 Der Teufelskreis der Ängste

Ängste spielen bei der Entstehung, der Entwicklung und der Stabilisierung sexueller Probleme eine wesentliche Rolle. Solche Ängste, insbesondere Erwartungsängste und Ängste vor dem Versagen, beginnen oft mit einem konkreten Ereignis, z. B. einem unerwarteten ersten Misserfolg im Bett. Die Folgen dieses zunächst einmaligen frustrierenden Erlebnisses schaukeln sich danach in einem unseligen Teufelskreis hoch. Die Angst vor dem nächsten Mal, vor dem erneuten Versagen oder dem Schmerz ist der Grund dafür, dass nicht Lust und Erregung, sondern eben Angst und Sorge im Vordergrund der sexuellen Begegnung stehen. Im Sinne einer sich selbst erfüllenden Prophezeiung verursacht dies dann erneutes Versagen oder erneut zu Schmerzen führende Anspannung. Erwartungsängste können in der Folge den Rückzug aus der Sexualität beschleunigen. Sexualität wird immer seltener praktiziert, bis sie schließlich ganz vermieden wird.

Fallbeispiel:

Ein Paar kommt nach feucht-fröhlicher Party nach Hause. Beide haben noch Lust auf Sex. Wegen des übermäßigen Alkoholkonsums bekommt der Mann keine Erektion. In diesem Moment ist er zu müde, um darüber nachzudenken und schläft ein. Am nächsten Morgen aber kommen sofort die Gedanken an das sexuelle Versagen in den Kopf. Der Mann beginnt, sich über seine vermeintliche Impotenz Sorgen zu machen, befürchtet krank, kein richtiger Mann mehr zu sein und denkt erwartungsvoll an den nächsten Abend, an dem es zum erfolgreichen Sex kommen muss. Der Grund für seine sexuelle Initiative am kommenden Abend ist daher nicht etwa Lust. Er muss sich beweisen, dass es noch klappt. Angst und Sorgen lassen jedoch keine sexuelle Erregung und damit auch keine Erektion aufkommen, erneut erfolgt die Bestätigung, ein „Versager“ zu sein. Immer wieder enden die kommenden sexuellen Versuche im „Desaster“, das nun die partnerschaftliche Grundstimmung überschattet.

Vielleicht ist es verständlich, dass dieser Mann sich große Sorgen über das (ursächlich durch den Alkohol bedingte) Ausbleiben der Erektion macht. Ein anderer Mann hätte so eine Enttäuschung vielleicht kaum berücksich-

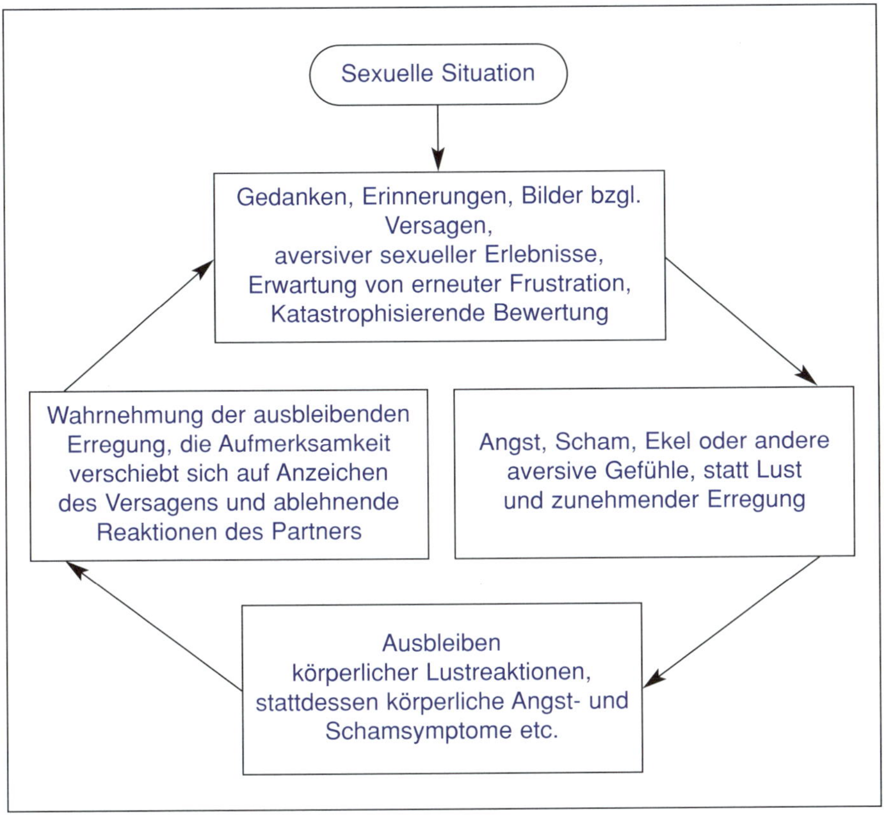

Abbildung 3: Teufelskreis der sexuellen Funktionsstörung

tigt. Als wichtiger Grund für die Aufrechterhaltung der sexuellen Problematik ist der beschriebene Teufelskreis bzw. der sich selbst verstärkende Mechanismus aus Angst und Versagen zu sehen, der in Abbildung 3 dargestellt ist.

Dieser Teufelskreis lässt sich ursächlich oder in der Folge bei sehr vielen sexuellen Störungen auffinden. Es ist nachvollziehbar, dass nicht immer wieder Frust oder Schmerz erlebt werden sollen. Folglich ist immer häufiger Rückzug angesagt, wenngleich gerade darin und in der problematischen Sichtweise der Kern des sexuellen Problems liegt. Sexuelle Kraft, potent sein, hat eben eine wichtige Bedeutung im Leben vieler Männer.

Ängste und Erwartungen als Basis für sexuelle Störungen:

Sie können diese Probleme der Sexualität direkt auslösen oder werden zum Motor, der den Teufelskreis aufrechterhält. Zum Heer der Störenfriede gehört zum Beispiel:

- die Angst, nicht wichtig genug zu sein,
- die Angst vor oder in Beziehungen,
- die Angst vor dem eigenen Gewissen,
- die Angst vor gleichgeschlechtlichen Bedürfnissen,
- die Angst vor den eigenen sexuellen Reaktionen,
- die Angst, sich zu blamieren,
- die Angst, zu versagen,
- die Angst, eine sexuelle Leistung erbringen zu müssen,
- die Angst, den Erwartungen des Partners oder der Partnerin nicht zu genügen,
- die Angst vor Infektionen,
- die Angst, die Kontrolle zu verlieren und sich ungewöhnlich zu verhalten,
- die Angst, aggressiven Impulsen zu folgen oder
- die Angst, zu viel Gefühl zu zeigen.

Bereits aus dieser Aufzählung wird deutlich, dass die Ursachen für sexuelle Störungen sehr früh angelegt sein und sich ihren Weg von der Kindheit über die Jugendzeit bis in das Erwachsenenalter bahnen können.

Viele und sehr unterschiedliche Ängste und Erwartungen können eine Basis für sexuelle Störungen sein. Sie können in jedem Lebensalter auftreten, andererseits gibt es viele Männer, die trotz ungünstiger Bedingungen keine sexuellen Störungen entwickeln.

Die Einflüsse auf die Sexualität beziehungsweise die sexuelle Störung können sich auf verschiedenen Ebenen bemerkbar machen: (siehe Kasten).

Männliche Sexualität drückt sich auf verschiedenste Art und Weise aus:

- durch den Körper (Erektion, Ejakulation),
- im Verhalten (Streicheln, Stimulieren, Eindringen, Bewegen, Stöhnen),
- in den Gedanken (Ich darf nehmen, ich darf geben, einfach fallen lassen, hoffentlich werde ich groß, bloß noch nicht kommen),
- in den Gefühlen (Lust, Leidenschaft, Erregung, Entspannung, Angst, Ekel),
- in der partnerschaftlichen Beziehung (Quickie, Sprechen über Sex, Wünsche äußern, sich verweigern, dem anderen Gutes tun, sich verwöhnen lassen) und
- auf gesellschaftlicher Ebene (kultureller Umgang mit speziellen Lebensformen der Sexualität – Heterosexualität, Homosexualität, Bisexualität, Erlaubtes und Verbotenes, Vorstellungen und Mythen über Sexualität).

2.2 Informationsdefizite, Wissenslücken, Fantasiemodelle und Mythen

Falsche Vorstellungen über körperliche Abläufe, Normen über zufriedenstellendes und lustvolles sexuelles Erleben oder verschiedene sexuelle Praktiken, Unwissenheit über Infektionsmöglichkeiten, Erfahrungs- und Wissensdefizite in Bezug auf Safer Sex, über die „sexuelle Vorgeschichte“ der Partnerin etc. können zu Informations- und Erfahrungsdefiziten gehören.

So ist es zum Beispiel wichtig zu wissen, dass sich mit zunehmendem Alter die körperlichen sexuellen Reaktionen verändern. Es ist mehr Stimulierung notwendig, bis die Erektion kommt. Die Erektion nimmt möglicherweise in ihrer Festigkeit ab, der Mann braucht mehr Stimulierung und der Orgasmus kann sich verzögern. All dies mag dem betroffenen Mann zu schaffen machen. Diese Veränderungen sind aber normal. Er teilt sie mit vielen anderen Männern, früher oder später. Auch sollte der Mann wissen, dass sich sexuelle Erregung und Timing von Ejakulation/des Orgasmus nicht so einfach steuern lassen, sondern von zahlreichen Bedingungen abhängen, die den Körper in eine gewisse harmonische Bereitschaft versetzen.

Je mehr Leistung ein Mann zu erzwingen versucht, umso mehr wird der Penis seinen Dienst verweigern. Denn: Das sexuelle Gefühl ist nur bedingt abhängig von den körperlichen Reaktionen, sondern insbesondere von den Gedanken, den Einstellungen und dem Verhalten.

Im Zusammenhang mit dem Wissen über Sexualität und sexuelle Abläufe sind auch die durch die Erziehung oder die öffentliche Diskussion über Sexualität in die Köpfe „eingebrannten" Vorstellungen, Einstellungen, Meinungen und Mythen über Sexualität zu sehen. „Er ist einen halben Meter lang, hart wie Stahl und macht die ganze Nacht nicht schlapp", so beschreibt Bernie Zilbergeld, ein bekannter amerikanischer Sexualtherapeut und gleichzeitig Autor eines bekannten deutschsprachigen Buches über männliche Sexualität, das Fantasiemodell vom Sex. Das Zitat mag überzeichnet klingen. Doch lassen sich viele Textstellen solchen Inhalts in Belletristik und Journaille finden. Sie beschreiben ein in unserer Gesellschaft immer noch vorherrschendes Modell von Sexualität, in dem vor Lust gestorben wird und ein Höhepunkt den anderen jagt. Und immer noch tragen öffentlich propagierte Vorstellungen über Sexualität zum Rollenverhalten von sexuell aktiven Männern in unserer Gesellschaft bei. Penisse werden zu Werkzeugen, Waffen, Kolben und Rammböcken, sind nie klein zu kriegen und schießen unaufhörlich ihren Liebessaft ab.

Viele Männer, die von sich behaupten, dass sie eine gute Partnerschaft und guten Sex haben, berichten, dass sie zunächst eine Anzahl von hinderlichen Ansichten verlernen und vergessen sowie durch realistischere und konstruktivere ersetzen mussten. Bei vielen Männern, die von sexuellen Problemen belastet sind, spuken jedoch Mythen im Kopf herum: Da ist jede Berührung sexuell. Männer können und wollen jederzeit. Beim Sex zeigt ein wirklicher Mann, was er drauf hat. Beim Sex geht es um einen steifen Penis. Sex ist gleich Geschlechtsverkehr. Ein Penis darf in einer erregenden Situation nicht klein werden. Echte Männer haben keine sexuellen Probleme etc.

Merke:

Insbesondere bei Erektionsstörungen liegt das Problem häufig nicht im Verhalten des Penis, sondern vielmehr in den Vorstellungen des Mannes (oder der Frau) darüber, wie sich der Penis verhalten soll.

Die meisten Männer glauben, dass sie selbst dann eine Erektion haben müssen, wenn sie nicht richtig erregt sind. Ein Penis kann zwar ohne Erregung steif werden. Aber das ist selten und lässt sich nicht einplanen oder fordern. Wenn keine Lust zum Sex da ist, wird der Penis gewöhnlich schlaff bleiben. Das ist normal und verständlich, aber kein Problem. Vielen Männern gelingt es jedoch, daraus ein Problem zu machen, indem sie versuchen, eine Erektion auch dann herbei zu beschwören, wenn sie eigentlich kein Verlangen spüren.

Wenn es gelingt, den eigenen Gefühlen, dem eigenen Körper, den eigenen Wünschen und Fantasien zu vertrauen, werden einige Probleme überflüssig (vgl. Tabelle 2).

Tabelle 2: Sexuelle Mythen

Falsch	Richtig
Ein kleiner Penis kann die Partnerin nicht befriedigen.	Die Penisgröße hat keinen Einfluss auf die sexuelle Potenz. Die Scheide passt sich beim Koitus der Penisgröße an.
Männer sind beim Sex aktiv, Frauen sind passiv.	Männer wie Frauen können nehmen und geben, genau das Wechselspiel führt zu sexueller Zufriedenheit.
Es gibt das Vorspiel und den Koitus.	Es gibt eine große sexuelle Spielwiese, auf der all das möglich ist, was beiden Partnern zusagt. Sex auf Penis, Scheide und Koitus zu reduzieren, bedeutet, Zärtlichkeit, Erregung, entspanntes und kraftvolles sexuelles Spiel, Zuneigung und Geborgenheit zu ignorieren.
Richtige Männer haben keine sexuellen Probleme.	Jeder Mann erlebt in seinem Leben Phasen, in denen die Gefühle und der Körper die Erektion, die Lust, den Orgasmus, die sexuelle Partnerschaft beeinträchtigen. Solche Phasen sind normal, und sie können durchaus auch einmal längere Zeit anhalten. Fast alle Männer kennen solche Zeiten, und es ist auch verständlich, dass daraus Belastungen erwachsen können.

2.3 Der Mythos von der lebenslangen und leidenschaftlichen Sexualität

Noch ein anderer Mythos, der heute maßgeblich für Unzufriedenheit in den sexuellen Beziehungen sorgt, kann sich in verschiedenen Funktionsstörungen beim Mann ausdrücken. Diesen Mythos hat Gunter Schmidt bereits 1996 als die Mär von der lebenslangen und leidenschaftlichen sexuellen Partnerschaft bezeichnet. Im Prinzip können jeder Mann und jede Frau heute auch alleine leben. Partnerschaften basieren auf gefühlsmäßiger Verbundenheit, die allerdings äußerst anfällig ist für Schwankungen. Nicht ein Zuviel an Triebspannung oder ängstigende sexuelle Fantasien und Wünsche belasten, vielmehr ist Lustlosigkeit zum Problemthema Nummer 1 geworden.

2.4 Tief sitzende Ängste und psychische Konflikte

Es klingt vielleicht widersprüchlich, aber sexuelle Störungen können durchaus einen Sinn im Leben des Mannes haben. Anders gesagt: Verschwinden die sexuellen Störungen und könnte Sexualität wieder gut funktionieren, werden tief sitzende Ängste und Schuldgefühle ausgelöst, und mögliche Konflikte kommen an die Oberfläche. Dadurch, dass die Sexualität des Mannes nicht „funktioniert" und dass aufgrund der sexuellen Probleme keine Sexualität gelebt wird, besteht ein Schutz vor Ängsten und Konflikten. Darin kann dann der „Sinn" der sexuellen Störung liegen, den Mann vor möglicherweise noch Belastenderem, noch Herausfordernderem als der sexuellen Störung zu schützen. Die Ängste und Konflikte können aus Gewalt- oder Missbrauchserfahrungen resultieren. Es können Ängste vor dem anderen Geschlecht sein, das beharrliche Nichtakzeptieren und Unterdrücken homosexueller Lebens- und Liebesbedürfnisse. Schuldgefühle anderen Personen gegenüber oder andere Quellen unangenehmer Erfahrungen lassen die sexuelle Erregung und sexuelles Zusammensein als Gefahr und Bedrohung erleben. Der Streik des Penis und die Vermeidung von Sexualität schützen vor der Auseinandersetzung mit diesen Ängsten und Konflikten.

2.5 Beziehungsstörungen

Auch Partnerkonflikte können Ursache oder Folge sexueller Störungen sein. Das Bett kann zum Austragungsort von Beziehungsproblemen werden. Die sexuelle Verweigerung des Partners kann die Strafe für belastende Partnerschaftserfahrungen sein. Der sexuellen Störung kommt eine Funktion innerhalb der Partnerschaft zu. So verhilft die sexuelle Störung – und auch das mag auf den ersten Blick verwundern – letztlich zu einem Gleichgewicht in der partnerschaftlichen Beziehung, die ohne die sexuelle Störung durch die dann offensichtlich werdenden Partnerkonflikte außer Balance geraten würde.

Typische Konflikte, die die Sexualität beeinflussen:

- Hat ein Partner zum Beispiel Probleme mit zu viel Nähe oder zu viel Distanz?
- Wird dem Partner irgendeine Schuld zugewiesen?
- Wurde das Vertrauen verletzt?
- Gibt es ungelöste Probleme in der Beziehung?
- Wird einem Partner immer wieder das sexuelle Versagen vorgeworfen, um nicht auf die eigenen Probleme schauen zu müssen?
- Wird in der Beziehung kaum mehr geredet?
- Ist die Partnerschaft langweilig geworden?

Solche Konflikte können sehr unterschiedlich und mehr oder weniger bewusst sein. Die Sexualität ist eine geeignete Bühne, um andere Probleme in der Partnerschaft auszuleben oder von anderen Problemen in der Beziehung abzulenken.

2.6 Lustabträgliche Lebensgestaltung

Eine lustabträgliche Lebensgestaltung kann das Sexualleben beeinträchtigen: Alltagsstress, Mehrfachbelastungen durch Beruf und Familie, Unruhe – auch durch die Kinder – in einer Wohnung, die dem einzelnen keinerlei Rückzugsmöglichkeit und Schutz bietet, zu hohe berufliche Anforderungen.

Auffällig ist, dass sexuelle Lustlosigkeit mit Abstand am häufigsten in Beziehungen vorkommt, in denen beide Partner berufstätig sind. Berufsstress, Karrierestreben, Kindererziehung, Haushaltsführung und die mit all dem verbundene Erschöpfung lassen immer weniger Muße für die Liebe. Wenn Sexualität dann zum Termin im Wochenendprogramm wird, wenn die Anziehungskraft fehlt, Daueranspannung die Lust erstickt, die Beteiligten einfach ausgelaugt und nur noch „kaputt“ sind, macht auch der Penis nicht mehr mit.

Auch wenn Menschen sich – vielleicht mit bedingt durch Überlastung und Stress – körperlich vernachlässigen, zum Beispiel keinen Sport mehr treiben, sich schlecht oder übermäßig ernähren, zu viel Alkohol konsumieren, so dass sie sich in ihrer Haut nicht mehr wohlfühlen, kann das Sexleben beeinträchtigt werden. Möglicherweise findet man sich selbst nicht mehr attraktiv und vermeidet die Konfrontation mit der eigenen Unzufriedenheit mit seinem Körper. Natürlich kann das Sexleben auch versiegen, wenn man von der Partnerin nicht mehr als begehrenswert erlebt wird.

2.7 Die Sprache des Körpers übersetzen

Ursache und Fortdauer sexueller Störungen können auch noch aus einem ganz anderen Blickwinkel betrachtet werden – indem man fragt, warum der Penis so und nicht anders reagiert. Warum er klein bleibt oder klein wird, obwohl der Mann es doch anders möchte. Warum der Orgasmus so früh kommt, obwohl der Mann oder seine Partnerin ihn noch gar nicht haben möchten. Warum den Penis nicht einfach einmal fragen? Sam Keen formulierte schon vor vielen Jahren in seinem Buch („Die Lust an der Liebe“) die Fragen: *„Wenn die Säfte nicht fließen oder keine Leidenschaft aufkommt, welche Botschaft drückt der Körper dann durch seine Weigerung aus? Könnte ein Mann auf alle Stimmen in seinem Inneren hören und die Vielfalt seiner Gefühle anerkennen, dann müsste sein Penis nicht die Rolle des Sprachlosen spielen.“* Daraus könnte gefolgert werden, dass es gar keinen impotenten Mann gibt, sondern dass die Genitalien lediglich auf die inneren Bedingungen und äußeren Lebensumstände sehr sensibel reagieren. Der Mann ist nicht ohne Lust, sondern hat vielleicht in dem Moment keine Lust auf die Partnerin. Vielleicht möchte er nicht mehr als Objekt behandelt werden. Vielleicht fühlt er sich schuldig oder hat Angst vor

Verletzungen. Möglicherweise wünscht er sich mehr Aktivität von der Partnerin, mehr Vertrauen, mehr Zärtlichkeit, mehr Verlangen. Er kann seine eigenen Reaktionen nicht gut einschätzen, ist einfach nur abgespannt oder gekränkt oder will die Partnerin seine sexuelle Lust nicht spüren lassen. Würde ein Mann hinhören, würde ihn die Sprache seines Körpers sicher ermutigen, das auszusprechen, was seine Bedürfnisse in seinem Innern sagen: „Ich fürchte, ich bin als Liebhaber nicht gut genug, um dich befriedigen zu können. Nein, ich möchte dir nicht weh tun ...“ usw. Vielleicht ist die Impotenz gar keine fehlende Funktion, sondern ein Geschehen, das verstanden werden muss. Vielleicht ist die vermeintliche Impotenz nicht eine verlorene Kraft, sondern eine verschlüsselte Mitteilung, die entziffert werden muss. Vielleicht muss das Schattental der Impotenz durchquert werden, vielleicht müsste der Mann einmal bewusst eine Zeit in der vermeintlichen Störung verbringen, um seine Störung bewältigen und zu einem befriedigenden Neuanfang kommen zu können?

Die Übung: „Mein Penis schreibt mir einen Brief“ kann helfen, die in der Verweigerung der Genitalien liegende Sprache zu übersetzen (vgl. Kapitel 3.6).

2.8 Der Blick auf die weibliche Sexualität

Über eine sehr lange Zeit gehörte es zur Rolle von Männern, in der Sexualität zu dominieren. Seit der Frauenbewegung im letzten Viertel des vergangenen Jahrhunderts hat es auf Seiten der Frauen eine deutliche Veränderung gegeben: Frauen haben die Initiative für ihre eigene sexuelle Befriedigung ergriffen. Sie haben mehr Verantwortung für ihre Sexualität und die Befriedigung ihrer sexuellen Bedürfnisse übernommen. Dies ist durchaus nicht ohne Spannungen zwischen den Geschlechtern geblieben. Manche Männer haben diese Veränderungen immer noch nicht nachvollziehen und sich daran anpassen können. Manche hat die sexuelle Emanzipation hilflos gemacht. Sie haben sich nebst Penis in die Defensive drängen lassen, versuchen aber weiterhin, diejenigen zu sein, die beim Sex die Initiative ergreifen und den Ton angeben, die etwas leisten wollen und vermeintlich sollen. Und ihr Versagen bleibt dabei ebenso offensichtlich wie schmerzhaft, eine Konfliktlösung wird nicht möglich.

Jene Männer jedoch, die in den Veränderungen ihrer Partnerin eine Chance für friedlichere, kommunikativere und durchaus lustvollere Sexualität erleben, die im gleichberechtigten Geben und Nehmen in der Sexualität eine gute Chance sehen, müssen auf diese Herausforderungen nicht mit Erektionsstörungen reagieren.

2.9 Sexuelle Funktionsstörungen, körperliche Erkrankungen und psychische Störungen

Sexuelle Funktionsstörungen haben meist psychische Ursachen oder resultieren aus Beziehungsproblemen. Bei jüngeren Männern gehen nur etwa 5 % der Erektionsstörungen auf organische Ursachen zurück. Bei älteren Männern liegt die Quote allerdings deutlich höher. Dies hängt vor allem mit den häufiger anzutreffenden körperlichen und psychischen Erkrankungen und dem damit oft verbundenen Medikamentenkonsum zusammen. Die veröffentlichten Zahlen zu organischen Ursachen sind allerdings wenig aussagekräftig, da altersbedingt schwächere Erektionen oft als Störung mit organischer Ursache bewertet werden, obwohl z. B. eine nachlassende Erektionsfähigkeit zum Alterungsprozess dazugehört (vgl. Kapitel 4).

Die organischen Ursachen für sexuelle Funktionsstörungen sind vielfältig:

Hoher Blutdruck, hoher Cholesterinspiegel, Zuckerkrankheit, Operationen, Herzerkrankungen, Tumore, Medikamenten- und Drogenkonsum, starker Alkoholgenuss und Hormonstörungen können Auslöser sein. Hinzu kommen Verletzungen der Wirbelsäule und Prostataoperationen (letztere müssen aber keineswegs sexuelle Störungen nach sich ziehen, manchmal ist die Angst davor der Motor für die sexuellen Probleme).

Sexuelle Störungen können auch von seelischen Erkrankungen wie Depressionen oder Psychosen herrühren. Häufig resultieren die sexuellen Beeinträchtigungen jedoch nicht aus der psychischen Erkrankung selbst. Sie sind vielmehr als Nebenwirkung der medikamentösen Behandlung der Grunderkrankung zu betrachten. Gerade Psychopharmaka können Einfluss auf Erektion und sexuelles Erleben haben. Sie müssen es aber nicht.

So wie wir hier gerade die möglichen organischen „Störenfriede“ für sexuelle Probleme aufgelistet haben, finden sich in vielen Beipackzetteln auch Hinweise auf Erektions- und Luststörungen als mögliche Nebenwirkungen der jeweiligen Medikamente. In unserer therapeutischen Praxis erleben wir es allerdings oft, dass gerade diese Hinweise auf mögliche Zusammenhänge sexuelle Probleme auslösen und aufrechterhalten. Schnell kann der oben in Kapitel 2.1 genauer beschriebene und sich selbst verstärkende Mechanismus einsetzen: Die Sorge, dass die im Beipackzettel beschriebene Nebenwirkung auftritt, beeinträchtigt die empfindliche sexuelle Funktion, was wiederum eine Bestätigung der anfänglichen Sorge bedeutet.

Männer und ihre Partnerinnen sind nach einem Herzinfarkt bzgl. Sexualität oft stark verunsichert. Der vermeintlich notwendige Schongang nach dem Ereignis überträgt sich auf das sexuelle Verhalten. Und die Sorge, sich möglicherweise beim Sex zu überanstrengen, belastet die Erektionsfähigkeit. Dabei spricht nichts dagegen, Sexualität nach einer angemessenen Schonzeit, die mit dem Arzt abgesprochen werden kann, wie gewohnt oder auch einmal ganz anders als zuvor zu leben und zu genießen.

Generell sollte nicht erwartet werden, dass der Penis zur Hochform aufläuft, wenn man gesundheitlich nicht auf der Höhe ist. Schon eine Grippe oder eine Erkältung können die Potenz erheblich mindern.

Belastend ist, dass die sexuelle Leistungsfähigkeit zwar unter körperlichen Krankheiten leidet, das Lustempfinden aber nicht unbedingt! So können durchaus sehr leidenschaftliche Gefühle erlebt werden. Die Tatsache, dass der Penis nicht mitmacht, ist dann nicht leicht zu akzeptieren.

3 Bewältigung sexueller Störungen

Hat ein Mann, der unter sexuellen Problemen leidet, seine Schwierigkeiten beschreiben und eingrenzen können (unterstützt durch Kapitel 1), hat er herausfinden können, wie das Problem entstanden ist, aber vor allem, wie es heute aufrechterhalten wird (mit Hilfe von Kapitel 2), können Wünsche an die Veränderung formuliert werden. Die Veränderungsziele ergeben sich vor allem aus den Gründen, warum das sexuelle Problem heute existiert. Ansetzen können die Veränderungen beim Mann selbst, in der Partnerschaft oder auch an Lebensbedingungen.

Richtet sich das Augenmerk auf den Mann selbst, können Veränderungen je nach Art der Problemgründe erfolgen,

- beim Verhalten,
- in den Gedanken und Einstellungen,
- an den Gefühlen und im Erleben,
- an den Lebensbedingungen,
- (sofern sinnvoll und notwendig) durch medizinische Maßnahmen oder Hilfsmittel.

Welcher Weg auch immer zur Erreichung der Ziele eingeschlagen wird, die Erwartungen sollten nicht zu hoch gesteckt werden. Denn

- aus dem sexuell gehemmten Mann wird kein sexueller Leistungssportler,
- eine Midlife-Krise wird sich auch auf das Sexualleben auswirken,
- eine über viele Jahre andauernde Partnerschaft wird zwar nicht mehr die sexuellen Highlights und Kicks der ersten Wochen des Kennenlernens bewirken, durchaus aber eine andere Form sexueller Intensität ermöglichen,
- ältere Menschen werden eine an ihren körperlichen Möglichkeiten orientierte Sexualität mit den dadurch gesetzten Grenzen erfahren und genießen können,
- chronische Erkrankungen und körperliche Behinderungen ermöglichen eine auf sie abgestimmte Sexualität,
- wenn Leidenschaft in einer Beziehung nie vorhanden war, wird sie sich auch durch Therapie nicht herstellen lassen.

Generell gilt:

Unter Berücksichtigung der körperlichen und psychischen Möglichkeiten, des Alters und der Lebensbedingungen können Männer grundsätzlich zu Lust und leidenschaftlicher Sexualität finden, wobei Neigungen, Talente und Kreativität wichtige Ressourcen auf diesem Weg darstellen.

Im Folgenden werden Anregungen gegeben, wie eine belastete, gestörte und von Krisen geschüttelte Sexualität wieder in gute und befriedigende Bahnen gelenkt werden kann.

3.1 Das PLISSIT-Modell: Selbsthilfe vor professioneller Hilfe

In der Psychologie der sexuellen Störungen wird als Orientierung für den Bewältigungsweg das sogenannte PLISSIT-Modell genutzt. Es stammt aus dem amerikanischen Sprachraum und schlägt verschiedene Stufen und Maßnahmen zur Veränderung vor, deren Anfangsbuchstaben dem Modell den Namen gegeben haben. Dabei wird deutlich, dass es viele Wege der Selbsthilfe gibt, bevor eine sexualberaterische, sexualtherapeutische oder psychotherapeutische Behandlung notwendig wird (vgl. Tabelle 3).

Tabelle 3: Die Stufen des PLISSIT-Modells

Permission (Erlaubnis geben)	Manche sexuelle Probleme werden erst dadurch zum Problem, dass es dem betroffenen Mann schwerfällt, eine sexuelle Vorliebe oder spezifische Eigenarten zu akzeptieren. Als Masters und Johnson, die sexualtherapeutischen Pioniere in den USA, die erste große Studie über das Sexualverhalten der Amerikaner veröffentlichten, war es z. B. eine große Überraschung, wie verbreitet Oralverkehr (das Stimulieren der Genitalien des Partners/der Partnerin mit dem Mund) unter der Bevölkerung war. Denn diese Praxis war als sündhaft und sittenwidrig verschrien. Für Sex aber gilt: Erlaubt ist, was gefällt, sofern es dem Mann selbst und der Partnerin Freude macht, keine Probleme bereitet oder

Tabelle 3 (Fortsetzung):

Permission (Erlaubnis geben)	andere verletzt. So ist es beim Sex natürlich völlig in Ordnung z. B. – während des Sex Fantasien zu haben (auch wenn sie von der üblichen Sexualität abweichen), – Objekte wie Stiefel oder Sexspielzeuge (z. B. Dildos, Vibratoren) einzubeziehen, wenn es erregt, – während der sexuellen Begegnung die Erektion zu verlieren, – sich voreinander selbst zu befriedigen, – Hände und Mund für die sexuelle Stimulierung zu nutzen, – auch einmal längere Zeit keine Lust auf Sex zu haben, – auch im Alter Sex zu haben und die Lust auszuleben, – und vieles, vieles mehr. Der Satz *„ich bin für meine sexuelle Befriedigung selbst verantwortlich"* zeigt in Verbindung mit der Notwendigkeit des Aushandelns sexueller Wünsche und Bedürfnisse mit dem Partner und der Partnerin, dass Männer sich viel mehr Wünsche erlauben und diese real werden lassen können, wenn sie ausgehandelt werden. Statt sich immer wieder zu fragen, ob etwas mit einem nicht stimmt, sollten lieber die Vorlieben genossen werden.
Limited Information (spezielle/begrenzte Information)	Manchmal hilft es schon, sich über bestimmte Zusammenhänge zu informieren. Diese Informationen betreffen einerseits die sexuellen Abläufe im Körper (z. B. warum manchmal die Kontrolle des Orgasmus nicht mehr gelingt, warum ein bestimmter Rhythmus in der Erregung sinnvoll ist), aber auch die Besonderheiten der weiblichen Sexualität und die speziellen Wünsche der Partnerin. Wenn ein Mann sich z. B. für einen schlechten Liebhaber hält, weil seine Partnerin durch das wilde Stoßen mit dem Penis beim Koitus keinen Orgasmus bekommt, ist es vielleicht hilfreich und entlastend zu wissen, dass viele Frauen auf diese Art keinen Höhepunkt bekommen können. Zum einen kann dieses Stoßen schmerzhaft sein, zum anderen benötigen viele Frauen die zusätzliche Stimulierung ihrer

Tabelle 3 (Fortsetzung):

Limited Information (spezielle/begrenzte Information)	Klitoris (z. B. mit den Fingern), da der Penis in der Regel die Klitoris nicht direkt berührt. Zu diesen notwendigen Informationen gehört es aber auch, sich mit den Vorstellungen vom „guten Sex“ auseinanderzusetzen. So kann insbesondere Männern geholfen werden, die von sich selbst Höchstleistungen erwarten, um gute Liebhaber zu sein. Eine Liste mit Selbsthilfebüchern und Internetadressen, die helfen können, Fantasiemodelle zu entzaubern und Informationen zu finden, befindet sich im Anhang (vgl. Seite 88).
Specific Suggestions (spezifische Ratschläge)	Bei manchen Problemen helfen spezielle Ratschläge. So ist es für einen Mann, der dazu neigt, sehr früh zum Orgasmus zu kommen, wichtig zu wissen, dass die häufig praktizierte Missionarsstellung (der Mann liegt oben zwischen den Beinen der Frau) für ihn ungünstig ist, weil bei dieser Stellung der Penis intensiv stimuliert wird. Hier könnten andere Stellungen helfen, die Ejakulation hinauszuzögern. Zahlreiche Übungen zur körperlichen und sexuellen Selbsterfahrung können helfen, – einen guten Kontakt zum eigenen Körper und den eigenen Körperreaktionen zu finden, – der Sexualität den Leistungsdruck zu nehmen, – bestimmte Störungen des Zu-Früh-Kommens, des Zu-Spät-Kommens oder des Gar-Nicht-Kommens zu verändern, – das Ausbleiben oder Weggehen der Erektion zu lösen und – (wieder) zu mehr Lust und Leidenschaft zu finden. In Sexualberatungsstellen (vgl. Adressen im Anhang auf Seite 89), bei Sexualberaterinnen und -beratern, bei Sexualtherapeutinnen und -therapeuten können oft in wenigen Gesprächen und mit gezielter Unterstützung durch spezifische Ratschläge gute Fortschritte erreicht werden.
Intensive Therapy (intensive Therapie)	Das bisher Gesagte gilt vor allem für sexuelle Probleme, die (noch) nicht zu sehr gefestigt sind. Ist die sexuelle Störung durch den oben beschriebenen Selbstverstärkungsmechanismus sehr stabil, tief in der

Tabelle 3 (Fortsetzung):

Intensive Therapy (intensive Therapie)	Psyche, den Lebenszusammenhängen oder der Partnerschaft eines Mannes verwurzelt, dann ist eine sexualtherapeutische Behandlung sinnvoll und notwendig. Dabei wird versucht, das sexuelle Problem unter Berücksichtigung verschiedener Aspekte – auch in Bezug auf andere Probleme oder Partnerschaftskonflikte – zu verstehen und die aufrechterhaltenden Bedingungen zu identifizieren. Als Folge dieser fachlich begleiteten Veränderung der aufrechterhaltenden Bedingungen (Gründe) wird sich die sexuelle Problematik verändern und mehr Freude und Lust in die Sexualität einkehren.

3.2 Wo Veränderungen ansetzen können

Im Folgenden sollen die Ansatzpunkte für Veränderung sexueller Probleme konkreter dargestellt werden und im Anschluss daran Vorgehensweisen, Methoden und Techniken beschrieben werden, die zur Veränderung der sexuellen Probleme bzw. der sie aufrechterhaltenen Bedingungen führen können. Wie oben schon erwähnt, setzen die therapeutischen Methoden dabei meist an einer der folgenden Ebenen an:

- Verhalten,
- Gedanken und Einstellungen,
- Gefühle und Erleben,
- Partnerschaft und
- allgemeine Lebensbedingungen.

Aus psychologischer Sicht ist es wichtig zu wissen, dass Veränderungen auf einer Ebene auch Veränderungen auf anderen Ebenen nach sich ziehen. Ein Philosoph hat einmal gesagt „Berühre ich den Körper, berühre ich die Seele, berühre ich die Seele, berühre ich den Körper“. Dieses lässt sich auf die Wechselwirkung der verschiedenen Ebenen übertragen. Veränderungen auf Einstellungsebene machen Veränderungen auf Verhaltensebene leichter. Da sich Gefühle in der Regel über den Körper und die Gedanken bemerkbar machen, können Gefühle verändert werden, wenn der Körper anders wahrgenommen und gespürt wird, anders funktioniert und wenn sich Gedanken und Einstellungen verändern.

Eine wichtige Unterscheidung für Veränderungen liegt darin, ob die Möglichkeit besteht, die Partnerin einzubeziehen. Das ist oft vorteilhaft, weil eine problematische Sexualität beim Mann oder bei der Frau in der Regel auch Auswirkungen auf die partnerschaftliche Beziehung hat, so er oder sie in einer Partnerschaft lebt.

Viele der im Folgenden beschriebenen Vorgehensweisen sind aus dem sexualtherapeutischen Zusammenhang bekannt. Daher gilt, ob Selbsthilfe, Beratung oder Therapie: Erst wenn die für das Problem relevanten, aufrechterhaltenen Bedingungen herausgefunden sind und entsprechende Veränderungsziele überlegt wurden, kann festgelegt werden, mit welchem Verfahren und mit welchen Methoden diese erreicht werden können.

3.3 Das Paar

Im Kern des partnerschaftlichen Vorgehens bei sexuellen Störungen steht das sogenannte *Sensate-Focus-Programm*. Dabei handelt es sich um ein ursprünglich von Masters und Johnson vorgestelltes und sehr effektives Vorgehen. Dies soll helfen, zusammen eine neue befriedigendere Sexualität „zu erarbeiten". Dieses Vorgehen wurde in den letzten 20 Jahren an der Hamburger Universitätsabteilung für Sexualforschung weiterentwickelt und erprobt.

Das Partner-Programm besteht aus zahlreichen Übungen, die mit Berührungen, Erkundungen, Massagen, Streicheln und Erregen des Körpers von Partner und Partnerin verbunden sind. Ist das Programm Teil einer Paartherapie, werden in den Therapiesitzungen die Paare angeleitet, diese Übungen zu Hause durchzuführen. Die Erfahrungen mit den Übungen werden dann ausführlich besprochen, Schwierigkeiten werden bearbeitet und aufrechterhaltene Bedingungen des sexuellen Problems identifiziert und verändert. Das Programm wird oft um andere Übungen oder Methoden ergänzt, wie sie auch in der Einzeltherapie angewandt werden (siehe unten). Diese Übungen führen die Paare dann gemeinsam durch. Manchmal müssen auch grundsätzlichere Probleme oder Konflikte, die in der Partnerschaft bestehen und die sexuelle Störungen mit bedingen, in die therapeutische Arbeit einbezogen und bearbeitet werden.

Dieses Paarprogramm unterstützt in vielerlei Hinsicht den Veränderungsprozess:

- Es fördert in entspannter Atmosphäre die Wahrnehmung kaum bewusster positiver und negativer Gefühle und Gedanken, die wichtige Informationen über Hintergründe und aufrechterhaltene Bedingungen der sexuellen Störungen liefern können,
- es findet eine Entlastung von Leistungsdruck statt,
- gewohnte, fast schon automatisierte sexuelle Verhaltensmuster werden unterbunden,
- gefördert werden die Wahrnehmung und das Erleben des eigenen und des anderen Körpers,
- Ängste in Bezug auf Sexualität können reduziert werden,
- gefördert werden Möglichkeiten und Erfahrungen, einander sexuelle Wünsche mitzuteilen,
- gelernt wird, die Partnerin oder den Partner zu verwöhnen, und wie das am besten geschehen kann,
- ermöglicht werden neue Erfahrungen und die Neugestaltung der sexuellen Begegnungen.

Der erste Schritt beim Sensate-Focus-Programm ist es, eine Vereinbarung zu treffen, Verhaltensweisen, die bei einem oder beiden Partnern Angst und Druck erzeugen, zu unterlassen. Das Paar sollte bis auf weiteres bewusst keinen gemeinsamen Sex haben, insbesondere keinen Koitus, um die durch den Teufelskreis der Angst sich fortwährend wiederholende frustrierende Erfahrung zu unterbinden. Gleichzeitig soll durch aufeinander aufbauende Übungen eine neue entspannte Sexualität entwickelt werden.

Zu den Übungen des Sensate-Focus-Programms gehören im Einzelnen:

- partnerorientierte Erkundungen des Körpers,
- Berühren und Streicheln ohne Erregung und mit Erregung,
- stimulierendes Berühren und Streicheln ohne Orgasmus und mit Orgasmus,
- der spielerische Kontakt zwischen den Genitalien,
- die Vereinigung der Genitalien,
- Koitus mit Wechselspiel zwischen Erregung und Entspannung in verschiedenen Stellungen.

Die Durchführung eines solchen partnerschaftlichen Programms zur Veränderung der Sexualität setzt voraus – zunächst ungeachtet der Ursachen von Distanz und fehlender Nähe, von problematischer Kommunikation und der nachlassenden Bereitschaft aufeinander zuzugehen –, das Vertrauen wieder herzustellen, um dann so kooperativ wie möglich, am sexuellen partnerschaftlichen Leben zu arbeiten.

Übung: Geben und Nehmen – Das Paar kommuniziert

Die Übung wird im Wechsel durchgeführt, einmal ist der Mann der Empfangende, einmal die Frau. Beispielsweise beginnt der Mann in der empfangenden Rolle. Er legt sich nackt auf das Bett. Die Frau ist die aktiv Beschäftigte.

- Stufe 1: Die Frau streichelt, berührt, erkundet den Körper des Mannes. Sie fragt immer wieder „HALLO?“. Er hat drei Worte zur Verfügung, um der Frau seine Wünsche mitzuteilen: JA (= o. k.), NEIN (= nicht o. k.), BITTE (= richtig gut, mehr davon ...).
- Stufe 2: Der Mann führt die Hand von der Frau (Frau hat Veto-Möglichkeit, wenn sie etwas nicht möchte, wo der Mann sie hinführt).
- Stufe 3: Der Mann sagt der Frau genau, was er wie gerne haben möchte.

Jede Stufe dauert 10 Minuten, die Frau achtet in diesem Fall auf die Zeit. Danach erfolgt ein Wechsel, die 3 Stufen werden wiederholt, die Frau liegt nackt auf dem Bett etc.

Übung: Penis und Scheide begrüßen sich

Diese Übung ist hilfreich, wenn Sorgen bestehen, ob der Penis, der bei der Selbstbefriedigung und bei der Stimulierung durch die Partnerin steif genug ist, die Erektion auch beim Einführen in die Scheide der Partnerin hält.

Es geht darum, dass der Penis vielleicht nach längerer Zeit der Enthaltsamkeit von der Scheide zunächst einmal wieder ganz langsam Kontakt bekommen kann.

Dazu werden Penis und Scheide im nicht erregten Zustand zueinander geführt. Die Partnerin nimmt z. B. den schlaffen Penis und führt ihn zwischen ihre Schamlippen. Dort verharrt er fast wie in einem ruhigen Begrüßungsritual (Penis und Scheide begrüßen sich) ca. 5 Minuten, während die Frau auf dem Mann oder der Mann auf der Frau liegt.

Wenn Partner oder Partnerin erregt werden (Scheide wird feucht, Penis wird groß), werden die Genitalien getrennt und nach Abklingen der Erregung wieder zusammengeführt.

Nach Beendigung der Übung sollten sich alle vier (Penis, Scheide, Partner, Partnerin) eine Pause gönnen.

Sollten partnerschaftliche Aspekte das sexuelle Problem aufrechterhalten (vgl. Kapitel 2), kann das Paar entscheiden,
- ob es entweder die sexuellen Probleme angehen will, um eine gute Basis zu finden, auch an den Beziehungskonflikten zu arbeiten, oder
- ob es sich zunächst mit den Problemen der anderen partnerschaftlichen Bereiche befassen will, um dann auf dieser soliden Ebene auch die sexuellen Störungen in Angriff nehmen zu können.

Für die Suche nach Lösungen zur Veränderung einer sexuell gestörten Beziehung können folgende Erkenntnisse und Hinweise helfen:
- Es hat Sinn, sich zunächst sexuelle Lustlosigkeit, fehlende partnerschaftliche Sexualität und sexuelle Probleme zu *erlauben*. Alles hat einen guten Grund, und mit Ruhe, Geduld und Bereitschaft besteht die Chance für tiefgreifende Veränderungen.
- Beide Beteiligten sind zunächst *verantwortlich* für sich selbst, dann aber auch verantwortlich für das, was Beiden gut tut und was sie aus dem gemeinsamen Zusammensein machen.
- Zur Erfüllung der eigenen Wünsche gehören das *Gespräch* und das Zeigen.
- Wenn ein Sprechen über Sexualität tabuisiert oder problematisch ist, ist es sinnvoll, eine Sprache zu finden, *gemeinsam* über die Sexualität zu *sprechen* (vgl. Kapitel 1.2).
- Es ist normal, dass in längeren Beziehungen die Häufigkeit, miteinander zu schlafen, nachlässt. Die *Intensität* des sexuellen Erlebens sinkt aber nicht zwangsläufig mit der Dauer der Beziehung.
- Um den Druck zu nehmen, hat es manchmal Sinn, *sexualitätsfreie Zeiten* zu vereinbaren. In dieser Zeit ist zwar körperliche Nähe sinnvoll und

auch gewünscht, es soll jedoch ausdrücklich nicht um sexuelle Erregung und Koitus gehen.

- Beim Herausfinden, was in der Sexualität bereichert, gibt es zunächst das, was Beide gerne mögen. Es sollte aber auch um die Erfüllung von Wünschen gehen, die der Mann oder die Frau haben, vom Partner oder der Partnerin aber nicht gleichermaßen als Wunsch geteilt werden. Das heißt, es gilt zu überlegen, welchen Wunsch kann der Mann der Frau erfüllen, welchen Wunsch kann die Frau dem Mann erfüllen, auch wenn dies nicht auf eigene Begeisterung stößt. Es ist eben *ein Gefallen für den anderen.* Tabu sind allerdings Wünsche, die beim Partner oder bei der Partnerin großen Widerstand oder sehr unangenehme Gefühle hervorrufen.
- Sinnvoll ist es, die Zeiten, die aufgrund äußerer oder körperlicher Bedingungen sexuell weniger intensiv sind, zu *akzeptieren* und die damit möglicherweise verbundene Aussage „ich habe jetzt keine Lust".
- Auch seltenere sexuelle *Glücksmomente* führen zu einer partnerschaftlichen Zufriedenheit und können anhaltend und bereichernd sein.
- Intensive sexuelle Erlebnisse sind für manche Partner nur dann möglich, wenn zunächst *Distanz* geschaffen und dann wieder Nähe erzeugt wird.
- Sexualität in der Partnerschaft sollte nicht dauerhaft dem Zufall überlassen bleiben. Eine zufriedene Sexualität wünscht *bewusste Gestaltung* und dann immer wieder neues Beleben.
- Vereinbart werden können auch das *Geben und das Nehmen.* Wer aktiv ist, gibt und erwartet nicht sofort, etwas zurückzubekommen. Wer passiv ist, kann die angebotenen Zärtlichkeiten, Massagen, Berührungen und Erregungen genießen, ohne selbst gleich aktiv werden zu müssen. Manchmal bringt das sich Abwechselnde mehr Erregung und Zufriedenheit als das Gleichzeitige.

Die sexuelle Spielwiese in der Partnerschaft bietet Vielfältiges und Aufregendes: Hände halten, Hand auf die Schulter oder das Knie legen, Hüften beim Gehen aneinander reiben, sich gegenseitig abtrocknen, Hände und Füße massieren und wärmen, eine Kusshand zuwerfen, berührungsempfindliche Körperstellen suchen, ein Kuss auf die Wange, in den Nacken, auf den Mund, ein leidenschaftlicher Zungenkuss, Schmusen und Kuscheln im Liegen und Stehen, gemeinsames Lesen erotischer Literatur. Was auf dieser Spielwiese aufgesucht und getan wird, gilt nicht für alle Paare gleichermaßen, sondern bedarf eines individuellen Herausfindens. Partnerin

Gespräche

Glücksmomente

Bewusste Gestaltung

Geben und Nehmen

Nähe durch Distanz

Erlauben

Sexualitätsfreie Zeiten

Alleinige und gemeinsame Verantwortung

Veränderte Intensitäten

Abbildung 4: Hilfreiche Erkenntnisse

und Partner sollen Mut zum Experimentieren haben, Altes wieder entdecken und Neues ausprobieren.

Gerne werden in der Paartherapie auch Verwöhnabende oder Verwöhntage empfohlen. Einmal im Monat könnten jeder Partner und jede Partnerin einmal so einen Tag oder so einen Abend organisieren, dabei die eigene Bedürftigkeit zurückstellen und die Wünsche und Freuden des oder der anderen in den Vordergrund stellen.

3.4 Der Mann

Der partnerschaftliche Weg ist der beste Weg zur Veränderung einer gestörten Sexualität, da in der Regel beide Partner leiden, auch wenn die Probleme selbst sich beim Mann oder bei der Frau äußern. Wenn jedoch keine Partnerin vorhanden oder die Partnerin nicht bereit ist, sich am Veränderungsweg zu beteiligen, sind auch mit dem einzeltherapeutischen Vorgehen gute Ergebnisse zu erreichen.

Im Folgenden werden Bewältigungsmöglichkeiten sexueller Störungen bei Männern dargestellt, die sich in der Regel aus sexualtherapeutischen Konzepten ableiten. Sie sind aber auch – gegebenenfalls mit Unterstützung weiterer Literatur – im Rahmen von Selbsthilfe möglich, wenn die sexuelle Störung nicht zu sehr gefestigt ist und nicht weitere psychische Probleme mit der sexuellen Störung verbunden sind.

Zunächst ist es wichtig, die Bedingungen herauszufinden, die die sexuelle Störung aufrechterhalten (vgl. Kapitel 2). Das Wichtigste ist, die sexuelle Störung zu verstehen und sie sich zunächst als existent „zu erlauben“, da sie aus bedeutsamen Gründen entstanden ist und aufrechterhalten wird.

Häufig ist als Ansatzpunkt der oben erläuterte Selbstverstärkungsmechanismus relevant, der dazu beiträgt, dass sich ungünstige Lernerfahrungen ständig wiederholen. Daher wird es in der Phase der Veränderung notwendig sein, die ungünstigen Lernerfahrungen zu unterbrechen und neue Erfahrungen zu ermöglichen. Der Selbstverstärkungsmechanismus – also dieser Teufelskreis der Angst vor der nächsten negativen Erfahrung, dem Versagen, der Frustration, dem Schmerz, dem zu frühen oder zu späten Orgasmus oder der fehlenden Lust – findet sich als Grund bei sehr vielen sexuellen Störungen. Daher ist die Existenz dieses Mechanismus immer zu prüfen und gegebenenfalls in die Veränderung mit einzubeziehen.

Ansatzpunkt der Veränderung sexueller Störungen:

Neben der Auseinandersetzung mit und der Bewältigung von negativen Gefühlen, wie Angst, Befürchtungen vor Versagen, Ekel und Scham lassen sich für die Veränderung sexueller Störungen weitere Ansatzpunkte beschreiben:

- *Erweiterung des Verhaltensrepertoires*, wozu das Erlernen von Zärtlichkeitsverhalten und des Äußerns von Wünschen und Bedürfnissen gehört, aber auch die Fähigkeit, Probleme und Konflikte zu erkennen und offen anzugehen.
- *Förderung sexueller Lust:* Hierzu gehören sinnliche, lustvolle und leidenschaftliche Erfahrungen im Umgang mit dem eigenen Körper, der Selbstbefriedigung, dem Herausfinden von Körperregionen und Körperstellen, die bei Berührung und Stimulierung besonders stark zur sexuellen Erregung beitragen.
- Die *Erweiterung des Wissens* rund um die Sexualität und die Veränderung von problematischen Gedanken und Einstellungen. Hierzu gehören die Behebung von Informationslücken über sexuelle Abläufe und Funktionen sowie Körperreaktionen beim Mann und bei der Frau, das Wissen um die Vielfalt sexueller Berührungen, Stimu-

lierungen und Stellungen, das Entzaubern und Verändern von Mythen, Normen und Schuldgefühlen, die das eigene sexuelle Erleben behindern, aber auch das Lernen, die Aufmerksamkeit auf ganz bestimmte Reaktionen des Körpers zu richten.

- Zu einer befriedigenden, lustvollen Sexualität gehört auch *positives Erleben*. Positives Erleben wird gefördert durch ein gutes Akzeptieren des eigenen Körpers, die Fähigkeit, den Körper und seine Reaktionen gut wahrzunehmen, durch das Zulassen von Lust und Steigerung von Lust, durch genussvolle Erfahrung durch das Zulassen und Erleben sexueller Fantasien und die Fähigkeit, sich entspannen zu können.
- Alle Menschen, auch alle Männer, haben persönliche *Ressourcen und Selbstheilungskräfte*. Diese liegen oft brach. Sie sollten wieder bewusst wahrgenommen, gestärkt und genutzt werden. Dies können soziale Stärken in der Kommunikation mit anderen Menschen, sportliche Aktivitäten, Selbstbekräftigungen für Erreichtes, musikalische oder künstlerische Kompetenzen, Entspannungsmöglichkeiten und vieles mehr sein.
- Findet Sexualität in der Partnerschaft statt, so gehört *zu einer befriedigenden Sexualität* auch ein gut gelebtes *soziales Verhalten in der Partnerschaft* und in der partnerschaftlichen Sexualität. Daher gilt es, konstruktive und offene Kommunikation zu fördern, Wünsche äußern zu können und auch entsprechend den eigenen Bedürfnissen und Wünschen JA oder auch NEIN sagen zu können.

Es gibt zahlreiche Verfahren und Methoden, die zum Erreichen der gewünschten Veränderungen hilfreich sind.

Ein wichtiger Schwerpunkt kann die *Förderung von Selbstsicherheit* sein und das Erlernen der Fähigkeit, eigene Bedürfnisse, Wünsche und Interessen in die partnerschaftliche Beziehung einzubringen. Oft ergeben sich sexuelle Störungen daraus, dass Männer nicht wissen, wie sie die Bedingungen, die sie für lustvolle Sexualität benötigen, in ihrer Beziehung herstellen können oder sich einfach nicht trauen zu fragen. Es ist ein wichtiger Schritt, auf dem Weg in eine eigenverantwortliche Sexualität zu lernen, über Sexualität und die eigenen Bedürfnisse zu sprechen und sich auch zu trauen, dies zu tun (vgl. auch Kapitel 1.2).

Gerade in heterosexuellen Beziehungen ist es wichtig, der unwissenden Partnerin Informationen zum männlichen Körper, den männlichen Genitalien und den männlichen sexuellen Funktionen zu geben, wo und wie genau Berührungen, Streicheln, Massieren und Stimulieren angenehm, nicht schmerzhaft und für die Lust förderlich sein können. Um zwei Beispiele zu nennen: Während z. B. manche Männer sehr viel Lust bei der Massage der Hoden empfinden, kann genau dies für andere Männer schmerzhaft sein. Ebenso mögen manche Männer gerne die direkte Stimulierung der Eichel und der in ihrem Ende befindlichen kleinen Nervenzellen. Für andere Männer ist genau diese Stelle hoch empfindlich, und sie mögen es eher, wenn die Vorhaut mit dem Ring aus Zeigefinger und Daumen über der Eichel hin und her bewegt wird. Das Gleiche gilt für die Berührung, das Streicheln und das Stimulieren des Gesäßes und des Afters. Unabhängig davon, dass hier eine entsprechende Absprache mit der Partnerin nötig ist, ist für manche Männer die Berührung dieser Region luststeigernd, für andere tabu.

Übungen zur körperlichen und sexuellen Selbsterfahrung sind geeignet, den eigenen Körper zu erkunden, wahrzunehmen und zu erleben. Neben dem Kennenlernen des eigenen Körpers, seiner Reaktionen und der sexuellen Empfindungen helfen diese Übungen auch, Ängste und Schamgefühle zu verringern und genussvolle, sinnliche, lustvolle und erregende Gefühle wahrzunehmen, zu spüren und anzunehmen (vgl. Kasten).

Übungen zur körperlichen und sexuellen Selbsterfahrung:

- Genussübung mit Riechen, Schmecken, Tasten, Hören (ohne körperlichen und sexuellen Bezug), z. B. eine Kiwi aufschneiden, sehen, tasten, schmecken; barfuß über das Gras laufen, einen Sinnesgarten besuchen,
- mit dem Duschstrahl alle Körperregionen treffen, zunächst die Genitalien auslassen, dann mit Einbezug der Genitalien,
- Eincremen, die Lotion einmassieren, zunächst die Genitalien auslassen, dann mit Einbezug der Genitalien,
- sich teilbekleidet im Spiegel betrachten (vor dem Spiegel drehen),
- nackt den Körper von allen Seiten im Spiegel betrachten,
- mit dem Handspiegel die Genitalien und die Analregion erkunden,

- Erkunden der Genitalien mit den Fingern,
- Streicheln und Massieren der Genitalien,
- herausfinden, welche Region des Körpers und insbesondere der Genitalien beim Berühren, Streicheln und Massieren besonders intensive Gefühle hervorrufen,
- zunehmend auf die Suche gehen und besonders erregende genitale Regionen herausfinden,
- Steigerung des erregenden Streichelns und Massierens bis zur Empfindung stark erregender Gefühle, Steigerung der sexuellen Erregung,
- Spielen mit der Erregung, d. h. Erregung hervorrufen, wieder gehen lassen, wieder hervorrufen, wieder gehen lassen usw.,
- Herausfinden und Stimulieren der genitalen Regionen bis zum sexuellen Höhepunkt (Orgasmus).

Übung: Beckenbodentraining

Diese Übung hilft, Kontakt mit dem Becken und dem Genitalbereich zu bekommen, ohne dass es um Erregung und Sex geht. Es ist eine interessante Möglichkeit, einige Körperregionen und -empfindungen besser kennenzulernen.

Stellen Sie sich mit beiden etwas gespreizten Beinen auf den Boden. Reisen Sie mit Ihrem inneren Auge durch Ihren Körper, bis Sie mit Ihrer Wahrnehmung in Ihrem Becken angekommen sind.

Stellen Sie sich nun in Gedanken vor, Sie würden Wasser lassen, und drücken Sie die Muskeln zusammen, so als ob Sie den Urinstrahl abdrücken. Machen Sie dies dreimal.

Wandern Sie dann in der Vorstellung zum Gesäß und drücken Sie die Gesäßbacken zusammen, ebenfalls dreimal.

Und nun suchen Sie genau den Punkt in der Mitte zwischen den Muskeln, die Sie nacheinander zusammengepresst haben. Es ist genau dort, wo der Damm ist, die Stelle zwischen Hoden und Anus.

Jetzt pressen Sie die Muskeln in der Region des Dammes zusammen. Und wieder loslassen. Und wieder zusammenziehen. Jeder Druck ca. 3 Sekunden, das Loslassen ca. 5 Sekunden.

Machen Sie dies etwa 10-mal am Tag. Wo immer Sie einen Moment Zeit haben. An der Bushaltestelle, vor dem Fernsehen (geht auch im Sitzen), usw.

Durch diese Übung wird bei regelmäßiger Anwendung die Durchblutung der Beckenmuskeln gestärkt, was auch das Gefühl der sexuellen Erregung etwas steigern kann.

Übung: Die Genitalien erkunden

Die Übung dient dazu, die eigenen Genitalien durch Ansehen, Berühren und Erkunden besser kennenzulernen.

Setzen Sie sich am Unterkörper unbekleidet auf Ihr Bett, eine Couch oder den Teppich. Stützen Sie der Bequemlichkeit wegen den Rücken ab.

Spreizen Sie die Beine und ziehen Sie sie etwas an. Stellen Sie einen Handspiegel in Kniehöhe zwischen Ihre Beine, so dass Sie im Spiegel Ihren Penis sehen können.

Lassen Sie sich nun Zeit.

Betrachten Sie zunächst ohne weiter Handlungen für ein paar Minuten Ihre äußerlich sichtbaren Genitalien im Spiegel.

Nehmen Sie nun Ihren Penis mit zwei Fingern und schauen Sie ihn sich von oben und im Spiegel von allen Seiten an. Ziehen Sie die Vorhaut über die Eichel und dann wieder hinter die Eichel zurück. Schauen Sie unter Ihre Eichel und sehen Sie die Nervenenden, die sehr berührungsintensiv sind. Berühren Sie sie einmal, und schauen Sie, welche Berührung angenehm, welche unangenehm ist.

Heben Sie dann den Penis hoch und betrachten Sie Ihren Hodensack. Wie sieht er aus? Berühren Sie ihn, tasten Sie die Hoden und die Nebenhoden. Wie fühlen Sie sich an? Heben Sie die Hoden an, schauen Sie sich die Region hinter den Hoden an, den Damm, die Pospalte. Wenn Sie auch dort genauer hinschauen möchten, ziehen Sie die Beine weiter an und nehmen Sie gegebenenfalls eine Taschenlampe zu Hilfe.

Schauen Sie, tasten Sie, erkunden Sie. Wenn ein unangenehmes Gefühl aufkommt, beenden Sie die Übung nicht gleich, sondern schauen

Sie, was mit diesem Gefühl passiert. Häufig verändern sich Gefühle, wenn man sich ihnen länger stellt.

Beenden Sie die Übung, indem Sie sich eine Körperstelle anschauen, die Ihnen gut gefällt.

Wiederholen Sie die Übung ruhig noch ein- bis zweimal. Sie werden sehen, wie viel mehr Zutrauen Sie zu Ihren Genitalien bekommen.

Übung: Erregung kommen und gehen lassen: Mit der sexuellen Lust spielen

Diese Übung eignet sich, wenn Sie sich Sorgen machen, dass Ihre Erektion – wenn sie einmal da ist – wieder weggeht.

Legen Sie sich nackt oder mit freiem Unterkörper auf das Bett und stimulieren Sie sich selbst so, wie es Ihnen gefällt und Sie sexuell erregt. Wenn Ihr Penis eine gute Steife hat (z. B. 70 von 100 %), lassen Sie ihn los und stimulieren Sie nicht weiter. Sagen Sie innerlich bewusst: „Erregung, ich lasse dich jetzt gehen“. Warten Sie, bis die Erregung abgeklungen ist. Dann beginnen Sie wieder mit der Stimulierung.

Lassen Sie die Erregung dreimal gehen und beginnen dann jeweils wieder mit dem Streicheln und dem Erregen. Beobachten Sie, dass es Ihnen am besten gelingt, die sexuelle Lust und die Erektion zu steigern, wenn Sie sich nicht genau zu diesem Zweck anstrengen. Spielen Sie mit Ihrer Lust und Ihrer Erregung. Übernehmen *Sie* die Regie!

Wenn Sie mögen, können Sie diese Übung auch mit Ihrer Partnerin zusammen durchführen. Lassen Sie sich dann von Ihrer Partnerin stimulieren. Geben Sie ihr ein Signal, wenn sie die Stimulierung stoppen und wenn sie sie wieder aufnehmen soll.

Es ist sinnvoll, solche Übungen insbesondere dann durchzuführen, wenn sich bei der Analyse der auslösenden und aufrechterhaltenden Bedingungen für die sexuelle Störung die Notwendigkeit ergibt, die Gedanken über und die Gefühle zum eigenen Körper und zu den eigenen Genitalien in den Mittelpunkt der Aufmerksamkeit zu rücken. Viele Männer haben im Verlauf ihres sexuell aktiven Lebens verlernt oder auch nie gelernt, dass Sex etwas mit Genuss zu tun hat. In diesen Fällen können die beschriebenen Übungen sehr hilfreich sein, um einen veränderten Zugang zum eigenen Körper und seinen Genussmöglichkeiten zu finden. In diesem Zusammenhang kommen auch, wie oben beschrieben, Selbstübungen in Bezug auf die Selbstbefriedigung zum Einsatz. Auch wenn es früher viele moralische Einwände gegen die Selbstbefriedigung gab, wissen wir heute, dass Selbstbefriedigung in der Entwicklung der menschlichen Sexualität ein hilfreicher Faktor sein kann und auch für viele Männer wie auch für Frauen im Erwachsenenleben einen wichtigen Bestandteil ihrer Sexualität darstellt, nicht nur als Ersatzhandlung, wenn partnerschaftliche Sexualität fehlt.

Auch in der Sexualtherapie werden zu Hause durchgeführte Selbstbefriedigungsübungen als ein wichtiges therapeutisches Mittel zur Veränderung der sexuellen Störung eingesetzt. Dabei wird Selbstbefriedigung meist mit anderen Vorstellungs- und Handlungsübungen verbunden, wie bei einzelnen Übungen in diesem Text gezeigt wird.

3.5 Mythen und dysfunktionale Einstellungen

Zur Bewältigung sexueller Störungen gehört es, die eigenen Überzeugungen und Einstellungen in Bezug darauf zu überprüfen, wie Sexualität ablaufen und welche Rolle der Mann dabei spielen sollte.

Wie schon erläutert, belasten sich viele Männer mit Ansprüchen an sich selbst oder vermuteten Ansprüchen und Erwartungen der Partnerin. Aus unseren Einstellungen resultieren in konkreten Situationen die Gedanken, mit denen wir das, was passiert, bewerten, und diese Gedanken und Bewertungen bestimmen letztlich, wie wir uns fühlen und verhalten.

Fiktives Beispiel: gleiche Situation – drei Gedanken

Ein nicht ganz ernst gemeintes Beispiel über drei Männer, die sich in der gleichen Situation völlig unterschiedlich fühlen und verhalten, soll den Zusammenhang verdeutlichen:

- Der erste Mann geht die Treppe hinunter und rutscht auf einer Bananenschale aus, von der er vermutet, dass der junge Mann aus dem 1. Stock, der immer Obst isst, sie einfach fallen gelassen hat. Er sagt zu sich selbst: „So eine Unverschämtheit, der Nachbar hat kein Benehmen. Das ist eine maßlose Respektlosigkeit!" Dieser Mann wird in der Situation sicherlich ziemlich sauer und wütend sein, und wir können vielleicht beobachten, wie er zur Tür seines Nachbarn rennt, dort wütend gegen die Tür klopft und einen heftigen Streit vom Zaune bricht.

- Der zweite Mann, ebenfalls auf der Bananenschale ausgerutscht, sagt zu sich selbst: „Oh, mein Gott, schon der erste Schritt an diesem Tag geht schief! Aus diesem Tag kann nichts Gutes werden! Dass gerade ich immer so ein Pech haben muss! Es ist hoffnungslos!" Vielleicht können wir beobachten, wie dieser Mann seine Schultern hängen lässt und entmutigt weitergeht. Er ist fest davon überzeugt, dass dieser Tag nichts Gutes mehr bringen kann (was sich nun möglicherweise auch bestätigt). Im Übrigen wird er die nächsten Male die Treppe ganz vorsichtig heruntergehen.
- Der dritte Mann sagt nach dem Ausrutschen zu sich selbst: „Na, so was. Eine Bananenschale". Er hebt sie auf, wirft sie unten in die Biotonne und sagt sich: „Wie gut, dass ich mir nichts gebrochen hab! Ich bin ein echter Glückspilz!" Und dieser Mann geht gut gelaunt weiter und hat vielleicht einen erfolgreichen Tag.

Übertragen auf Sexualität bedeutet dies: Hat ein Mann die Überzeugung, dass er bei jeder sexuellen Begegnung absolute Höchstleistung bringen muss und sich keine Schwäche erlauben darf, so kann es leicht passieren, dass aus der eigentlich lustvollen sexuellen Begegnung eine Stressbegegnung wird, die vorherrschenden Gefühle vielleicht Angst vor Versagen und Blamage sind anstelle von Lust. Es ist einsichtig, dass dieser Mann dann entspannt seine Sexualität genießen kann, wenn es ihm gelingt, von dieser Überzeugung abzurücken. Und genau das, nämlich von Überzeugungen oder Einstellungen abzurücken, die einer entspannten Sexualität im Wege stehen, wird in der kognitiven Verhaltenstherapie versucht. Leider sind die Gedanken, mit denen wir das, was wir erleben, bewerten, oft nicht so klar, deutlich und leicht zu erkennen, wie wir uns das wünschen würden. Man spricht auch von automatischen Gedanken oder Gedankenblitzen, weil sie vorbeirauschen, ohne dass wir sie wirklich bemerken. Trotzdem beeinflussen sie natürlich unsere Gefühle und unser Verhalten. Der erste Schritt zur Veränderung solch ungünstigen Denkens ist deshalb, sich zunächst einmal darüber klar zu werden, was genau die Gedanken sind, mit denen wir das, was wir erleben, bewerten. Im zweiten Schritt wird es darum gehen, diese Gedanken daraufhin zu überprüfen, ob sie wirklich so angemessen sind, und auch zu erkennen, welche grundsätzlicheren Überzeugungen und Einstellungen möglicherweise dahinter liegen.

Gelingt eine Veränderung solcher Überzeugungen, Einstellungen und der konkreten Gedanken in der Situation, wird sich eine gefühlsmäßige Veränderung einstellen: Sie werden die sexuelle Situation entspannter erleben, Sie können sich mehr auf die lustvollen Reize der Situation konzentrieren, und wie von selbst wird sich eine Verbesserung auch des sexuellen Funktionierens ergeben.

Übung: Störende Gedanken aufstöbern und verändern

Diese Übung erfolgt in drei Schritten. Es geht darum, störende Gedanken zu erkennen, zu überprüfen und in hilfreiche Gedanken umzuwandeln. Wie Sie oben erfahren haben, können wir mit unseren Gedanken unsere Gefühle erheblich beeinflussen. Mit dieser Übung können Sie die Gedanken auf Ihre Seite bringen.

Im *ersten Schritt* sollen Sie die Gedanken, die Ihr Sexleben stören, erkennen. Führen Sie für einige Wochen ein kleines Notizbuch bei sich, das Sie als Gedankenprotokoll verwenden. Wenn Sie merken, dass negative Gedanken oder Bilder an Sex auftauchen, schreiben Sie sie auf! Wenn es in der konkreten Situation gerade nicht möglich ist, versuchen Sie später, sich an die Gedanken zu erinnern und sie aufzuschreiben.

Im *zweiten Schritt* werden jetzt die Gedanken, die Sie gesammelt haben überprüft: Sind sie wirklich angemessen und geben die Tatsachen so wieder, wie sie sind, oder sind die störenden Gedanken einseitig, willkürlich negativ oder übertrieben?

Beispiel: Ein Patient berichtete, dass er der Überzeugung sei, ein schlechter Liebhaber zu sein, weil er häufig während des Sex seine Erektion verlor oder manchmal auch sehr früh ejakulierte. Er begann, sexuelle Situationen zu vermeiden, weil er vorher den Gedanken hatte, dass die Partnerin enttäuscht sein würde, wenn er die Erektion verlieren oder zu früh ejakulieren würde. Eine genaue Überprüfung des Gedanken erbrachte aber, dass seine Partnerin ihn eigentlich für einen guten Liebhaber hielt, weil er sich beim Sex sehr viel Zeit nahm, um sie zu streicheln und zu erregen. Auch andere Partnerinnen in der Vergangenheit hatten ihm eigentlich immer wieder signalisiert, dass die Sexualität mit ihm meist sehr erfüllend war.

Im *dritten Schritt* können nun auf der Basis der Überprüfung der Gedankenstörenfriede hilfreiche Gedanken formuliert werden, die es Ihnen möglich machen, den Teufelskreis der sexuellen Störung zu durchbrechen. Meist reicht es, das Einseitige, Übertriebene oder Willkürliche der störenden Gedanken ins rechte Maß zu bringen und zusätzlich auf die eigenen Vorzüge zu schauen.

Beispiel: Dem oben genannten Patienten gelang es, seinem störenden Gedanken „Sie wird enttäuscht sein, wenn ich die Erektion verliere oder zu früh komme" eine Reihe von angemesseneren Gedanken entgegenzuhalten:

- „Bislang waren die meisten Frauen mit mir sehr zufrieden, sogar wenn ich die Erektion verloren habe!"
- „Ich bin sehr zärtlich und deshalb ein guter Liebhaber!"
- „Eine Erektion ist nicht alles beim Sex, ich weiß viele Sachen, die ihr Spaß machen und für die man keine Erektion braucht"
- „Nur weil ich enttäuscht bin, weil ich die Erektion verliere, heißt das nicht, dass auch meine Partnerin enttäuscht ist"
- „Nur weil meine Erektion verloren geht, müssen wir mit dem Sex nicht aufhören, man kann vieles ohne Erektion machen!

Mit Hilfe solcher Gedanken gelang es dem Patienten, eine gelassenere Haltung zu entwickeln, sich auf die lustvollen Aspekte beim Sex zu konzentrieren und schließlich den Teufelskreis der sexuellen Störung zu überwinden.

Achten Sie darauf, dass die gedanklichen Erwiderungen für Sie glaubhaft sind, Floskeln wie „Ich bin der beste Liebhaber der Welt" haben auf die meisten Männer keine Wirkung. (Interessanterweise haben viele Menschen die Fähigkeit, sich negative Dinge über sich selbst viel leichter einzureden, als positive! Für viele Männer ist es leicht sich selbst zu glauben, Sie seien „der schlechteste Liebhaber der Welt" oder „die absolute Niete im Bett" während sie Sätze wie „Ich bin der beste Liebhaber der Welt" oder „Ich bin der absolute Kracher im Bett" für unglaubwürdig halten!)

Versuchen Sie, angemessene Erwiderungen auf die störenden Gedanken zu formulieren, aufzuschreiben und sich einzuprägen. Solche neuen Gedanken muss man fast wie Vokabeln auswendig lernen, denn die Macht der Gewohnheit gilt auch für Gedanken, und damit sind die störenden Gedanken erstmal im Vorteil.

Wenn Sie nun in den nächsten Wochen einen störenden Gedanken bemerken, versuchen Sie, ihm die angemessen Gedanken entgegen zu halten! Seien Sie Ihr eigener Anwalt und argumentieren Sie für sich statt gegen sich!

Und die Rolle des Paares?

Um sexuelle Probleme möglichst effektiv und erfolgreich angehen zu können, sollte eine bestehende Partnerschaft, soweit möglich, in den Veränderungsweg einbezogen werden. Bei vielen Paaren haben die sexuellen Schwierigkeiten des Mannes ein Gefühl der Entfremdung hervorgerufen. Manchmal ist es das sexuelle Problem selbst, das zu dieser Entfremdung geführt hat. Manchmal haben die Gründe für die Entfremdung zwischen den Partnern und die Ärger- und Resignationsgefühle, die dabei vorherrschen, nichts mit dem Sex direkt zu tun, werden aber über ihn ausgetragen. Vielleicht hat das sexuelle Problem zu einem Auseinanderleben geführt, vielleicht beherrschen gegenseitige Schuldvorwürfe die Beziehung.

3.6 Spezielle Methoden zur Bewältigung

Im Folgenden werden zwei Übungen beschrieben, die bei frühzeitiger Ejakulation und der Bewältigung der Sprachlosigkeit des Penis hilfreich sein können.

Übung: Die Stopp-Start- und die Druck-Methode bei frühzeitiger oder zu schneller Ejakulation

Die sexuelle Erregungskurve des Mannes kann sehr unterschiedlich schnell ansteigen. Bei Männern, die unter frühzeitiger Ejakulation leiden, ist die Erregungsphase nur sehr kurz und stark, so dass der sogenannte „Point of no return“ schnell überschritten wird. Es ist der Punkt, ab dem die Ejakulation unvermeidlich ist. Männer mit frühzeitiger Ejakulation haben in der Regel ihre eigene Kontrolle über diesen Punkt, ab dem es „kein Zurück mehr“ gibt, verloren. Diese Fähigkeit zu kontrollieren, können sich aber die meisten Männer aneignen. Eine sogenannte „Stopp-Start-Methode“ oder eine erweiterte „Druckmethode“ (Fachbegriff: Squeeze-Technik“) helfen, die sexuelle Reaktion kennenzulernen, sich mit ihr auseinanderzusetzen und diese Kontrolle zu trainieren.

Männer, die nicht unter einer frühzeitigen Ejakulation leiden, machen sich in der Regel wenig Gedanken über den Erregungsverlauf und den Punkt, an dem der Orgasmus unvermeidlich beginnt. Sie geben an, während der sexuellen Erregung die Intensität der Bewegungen oder die Stellung zu verändern, so dass die erregende Stimulierung nachlässt. Und genau das wird bei der Stopp-Start-Technik trainiert. Der Mann soll lernen, sich auf die eigenen (sexuellen) Körperreaktionen zu konzentrieren und sie wahrzunehmen.

Während dieser Übung lernt der betroffene Mann, wo der Punkt des Nicht-Mehr-Zurück-Könnens liegt, wie schnell er erreicht wird, wie er weniger schnell erreicht wird, wie er – so er das im Moment will – gar nicht erreicht wird. Eine Voraussetzung für diese Technik ist die Erektionsfähigkeit des Penis. Sollten Erektionsstörungen vorliegen, ist deren Bewältigung zunächst in Angriff zu nehmen.

Die nachfolgend beschriebenen Übungen sollten mindestens zwei- bis dreimal in der Woche *alleine mit Hilfe der Selbstbefriedigung oder gemeinsam mit Hilfe und Unterstützung der Partnerin* durchgeführt werden.

Beim Erlernen der Stopp-Start-Technik ist es wichtig, für eine Zeit von vielleicht zwei bis drei Wochen auf den Geschlechtsverkehr mit Einführung des Penis in die Scheide zu verzichten.

Erstes Ziel der Übung ist die Stimulierung des Penis, der Hoden und der persönlichen erogenen Zonen an den Genitalien, damit die sexuelle Erregung ansteigt – ohne dabei jedoch zum Orgasmus zu kommen. Der Zeitpunkt des Beginns der Ejakulation soll insofern vermieden werden, dass frühzeitig die Stimulierung gestoppt wird. Wenn die sexuelle Erregung abgeklungen ist, wird die Stimulierung fortgesetzt. Durch mehrmaliges Erregung-Kommenlassen und Erregung-Gehenlassen findet eine schrittweise Annäherung an diesen Punkt der Unvermeidlichkeit der Ejakulation statt. Jede Übungsphase soll etwa 10 Minuten dauern, dann kann, wenn gewünscht wird, eine Ejakulation stattfinden. Sollte es vorher zum unbeabsichtigten Höhepunkt kommen, ist es kein Grund für Problemgedanken. Beim nächsten Mal klappt es besser, denn der Punkt des Nicht-Mehr-Zurück-Könnens wird schließlich immer häufiger und immer besser wahrgenommen. In der Stopp-Phase sollte das abklingende Gefühl der Erregung wahrgenommen und durchaus genossen werden, auch Entspannung kann eintreten. Ein tiefes Ein- und Ausatmen fördert diese Entspannung zusätzlich.

Findet die Übung *alleine mit Hilfe der Selbstbefriedigung* statt, sollte innerhalb dieser 10 Minuten der Stimulierung zwei- bis dreimal mit Stopp unterbrochen werden, bevor der „Point of no return“ überschritten wird. Das Wort „Stopp“ kann – wenn hilfreich – dabei durchaus laut ausgesprochen werden. Dann wird die Hand von den Genitalien genommen, damit die Erregung zurückgehen und Entspannung eintreten kann.

Zunehmend sollen in der Stopp-Phase weitere Berührungen stattfinden, Berührungen, die weniger erregend sind. Es soll also nicht einfach aufgehört werden zu masturbieren, es werden andere Berührungen durchgeführt, die angenehm sind, aber zu einer Verminderung der Erregungsintensität führen.

Wird die Übung *mit der Partnerin durchgeführt*, liegt der Mann im Bett auf dem Rücken mit gespreizten Beinen. Die Partnerin sitzt zwischen seinen Beinen und stimuliert die Genitalien. Der Mann gibt gegebenenfalls Hinweise, wie die Masturbation am besten erfolgen sollte, was seine Erregung steigert. Der betroffene Mann tut nichts, außer sich innerlich zu beobachten und die Erregungssteigerung wahrzunehmen, die schrittweise den „Point of no return“ erreicht. Rechtzeitig vor diesem Punkt sagt der Mann „Stopp“ oder gibt der Partnerin mit den Händen ein Signal. Diese beendet die Stimulierung, bis der Penis wieder klein geworden ist. Wenn der Partner das Startsignal gibt, wird die Stimulierung fortgesetzt. Diese Übungen dauern ca. 15 Minuten. Beide können dann entscheiden, ob schließlich bis zur Ejakulation weiter gestreichelt wird.

Mit der Zeit wird die Ejakulation für den betroffenen Mann immer besser kontrollierbar, die Ausdauer erhöht sich, und die Partnerin wird den Penis immer länger stimulieren können.

Die weiteren Übungen bestehen darin, den erregten Penis in der Scheide aufzunehmen. Auch hier ist die Partnerin aktiv. Zunächst hält sie nach Einführen des Penis in die Scheide inne, macht kaum Bewegungen. Dann werden die Bewegungen intensiver und ausführlicher. Auch hier gibt der betroffene Mann der Partnerin, die sich mit ihrem Becken auf seinen Penis gesetzt hat und die Bewegungen durchführt, ein Stopp-Signal, wenn sich der „Point of no return“ nähert.

Mit zunehmenden Übungen wird es dem betroffenen Mann gelingen, die Erregungssteigerung besser zu kontrollieren und Kontrolle über den Zeitpunkt der Ejakulation zu bekommen.

Wichtig ist es, bei partnerschaftlichen Übungen zu überlegen, wie das Geben und Nehmen (insbesondere das Geben an die Partnerin) abgewechselt werden kann, auch ohne dass gerade in der Anfangsphase Geschlechtsverkehr durchgeführt wird.

Übung: Mein Penis schreibt mir einen Brief

Bei dieser Übung geht es darum, die Sprache, die der Körper spricht – z. B. das nicht Großwerden des Penis oder der zu frühe oder ausbleibende Orgasmus – in eine anders verstehbare Sprache zu übersetzen.

Nehmen Sie sich einmal eine halbe Stunde Zeit, ein Blatt Papier und einen Stift oder das Textprogramm Ihres Computers.

Versetzen Sie sich in Ihren Penis oder Ihre Genitalien. Was würde Ihnen Ihr Penis sagen, wenn er sprechen könnte.

Lassen Sie allen Ihren Gedanken freien Lauf, denn der Brief Ihres Penis ist ja nur für Sie gedacht.

Stellen Sie sich dabei vor, es steht eine sexuelle Situation an, initiiert durch Sie oder Ihre Partnerin. Wie sieht Ihr Penis wohl, was ihm bevorsteht, wie sieht er die Situation, Ihre Gedanken und Gefühle, das was Sie tun oder nicht tun oder warum Sie es (nicht) tun.

Denken Sie gar nicht so viel nach, lassen Sie ihn einfach sprechen, Ihren Penis.

Wichtig: Es kommt nicht auf gute Ausdrucksweise und ausgefeiltes Formulieren an, sondern darauf, mal eine andere „Brille“ aufzusetzen, um die Probleme besser verstehen zu können.

Der Penis könnte z. B. mitteilen, dass man sich zu wenig oder zu viel um ihn kümmert. Dass er sich unter Druck gesetzt fühlt. Dass er unter den bestehenden beruflichen oder partnerschaftlichen Bedingungen nicht bereit ist, seinen „Mann zu stehen". Dass er so lange nicht groß wird, so lange sein Besitzer ihn permanent unter Druck setzt, genau das tun zu müssen, oder solange er sich nur beweisen will, ein „toller Hengst" zu sein. Oder solange sein Besitzer Angst hat, sich schämt oder ... oder ...

4 Sexualität im Alter

Das sexuelle Erleben kennt keine Altersgrenze. Auch ältere Menschen sind liebesaktiv. Untersuchungen zeigen, dass mehr als zwei Drittel der Männer über 80 Jahre zärtliche Kontakte haben. Ein Drittel hat Geschlechtsverkehr. Sexualität und die Befriedigung des Bedürfnisses nach Nähe und Zärtlichkeit gehören also auch zum höheren Lebensalter. Was sich verändert, sind das sexuelle Verhalten, die körperlichen Reaktionen auf sexuelle Stimulierung und Reize sowie die Einstellung zur Sexualität.

Die Mehrzahl der Untersuchungen zeigt, dass die sexuelle Aktivität (damit ist fast ausschließlich der Geschlechtsverkehr gemeint) im höheren Lebensalter geringer wird, am deutlichsten nach dem Eintritt in das Rentenalter mit 65 Jahren.

Eine wichtige Erkenntnis dieser Untersuchungen zeigt: Wenn ein Mann in früheren Lebensjahren sexuell aktiv ist, wird er dies auch im höheren Lebensalter bleiben.

Tatsache ist aber, dass die Sexualorgane wie alle anderen menschlichen Organe mit fortschreitendem Alter bestimmten Veränderungen unterworfen sind. Sie werden weniger leistungsfähig: Es wird schwieriger, Erektionen zu bekommen, und der Penis wird nicht mehr so steif wie früher. Wenn die Erektion abklingt, ist es schwieriger, sie wiederzuerlangen. Aber es bedeutet nicht, dass Männer mit zunehmendem Alter das Interesse an Sex oder ihre Fähigkeit verlieren, ihn auf verschiedene Arten zu erleben und erotische Aktivitäten zu genießen.

Auch das Ejakulationsgeschehen verändert sich. Es ist weniger vehement, die Menge des Ejakulats nimmt ab, das Sperma fließt langsamer. Das Orgasmus*erleben* wird davon kaum in Mitleidenschaft gezogen. Ist es beeinflusst, hängt dies eher mit der auch gesellschaftlichen Tabuisierung von Sex im Alter zusammen: Fällt es schwer, für sich zu akzeptieren, dass man auch als älterer Mensch sexuelle Wünsche hat, lässt man sich auf den Sex und seine Erregungsgefühle möglicherweise weniger ein.

Dabei könnte alles so viel einfacher sein: Die berufliche Tätigkeit tritt in den Hintergrund, berufliche Leistungen müssen nicht mehr erbracht werden. Die Kinder sind groß. Schwangerschaftsverhütung spielt keine Rolle mehr. Zeit und Muße sind reichlich vorhanden. Aber es kommen Krankheiten dazu. Medikamente müssen genommen werden, die Prostata macht mehr zu schaffen. All das kann sich auf die Sexualität auswirken.

Nimmt die sexuelle Aktivität im Alter ab, hat das in der Regel psychische oder psychosoziale Gründe: Es hat eine über viele Jahre dauernde Gewöhnung an die Partnerin stattgefunden. Dadurch hat auch das sexuelle Interesse abgenommen. Auch die berufliche Befreiung kann zur Belastung werden oder ein geringeres Selbstwertgefühl nach sich ziehen, das durch berufliche Aktivitäten immer wieder gestärkt wurde. Wenn die Kinder aus dem Haus sind, ist die Partnerschaft veranlasst, sich umzuorientieren.

Nach dem Tod eines Partners sind die sexuellen Möglichkeiten naturgemäß stark einschränkt. Andererseits kann sich die Sexualität drastisch verändern, wenn ein älterer Mann eine neue Beziehung eingeht. Die Sexualität kann deutlich belebt werden, sie kann für den betroffenen Mann aber auch unter einen starken Leistungsdruck geraten, der durch Verlustängste und Anforderungen der Partnerin geschürt wird.

Fazit: Sexualität im Alter

Männer können bis ins hohe Alter eine lustvolle Sexualität mit vielen Höhepunkten (damit ist nicht unbedingt der Orgasmus gemeint) erleben, wenn sie die Veränderungen und Möglichkeiten ihres Körpers (und des Körpers ihrer Partnerin) anerkennen und den Sex eventuellen Krankheiten oder sonstigen Einschränkungen anpassen.

Wenn der Mann bereit ist, sich Zeit zu nehmen, um mit Sexualität zu experimentieren, ist es fast sicher, dass er zumindest einige Möglichkeiten entwickelt, guten Sex zu haben, gleichgültig, welche alters- oder krankheitsbedingten Einschränkungen er und seine Partnerin haben und wie lange sie schon zusammen sind.

5 Organmedizinische Behandlungsverfahren

In der Fachliteratur wird insbesondere für die Behebung der Erektionsstörungen beim Mann unterschieden zwischen:

- in den Körper nicht eingreifende,
- in den Körper teilweise eingreifende und
- eingreifende Behandlungsverfahren.

Zu den nicht körperlich eingreifenden *(nicht invasiven)* Unterstützungsmöglichkeiten gehören Vibratoren. Sie können vor allem hilfreich sein, wenn trotz vorhandener Lust- und Erregungsgefühle keine Ejakulation mit Orgasmusgefühlen auftritt. Vibratoren unterschiedlichster Art sind in Erotikshops oder über das Internet zu haben. Unterschieden wird zwischen Vibratoren, die äußerlich an der Haut entlang geführt werden, die über die Eichel, über den Nervenring unterhalb der Eichel, über den Stamm des Penis, über die Hoden und in die Pospalte geführt werden, um durch körperliche Gefühle die Erregung zu unterstützen. Es gibt aber auch Vibratoren, die über Eichel und Penis gestülpt werden können und durch rhythmische Vibration oder Hin- und Herbewegung, ähnlich einer Stimulierung mit der Hand, zum Teil intensiver, das Erregungsgefühl bis zum Orgasmus unterstützen. Sie können helfen, den Teufelskreis zu unterbrechen und wieder ein erstes Orgasmuserleben zu ermöglichen.

Eine ähnliche Wirkung hat die Vakuumpumpe, die durch Unterdruck eine Erektion ermöglichen oder verbessern kann. Ein eingearbeiteter Penisring zieht sich am Ende des Penis, der Peniswurzel, zusammen, um die möglicherweise auftretende Erregung aufrechtzuerhalten.

Ein solcher Penisring ist in unterschiedlichen Stärken und Festigkeiten käuflich erhältlich. Er kann, wenn durch Masturbation eine Erektion erreicht wurde, durch Druck auf die Peniswurzel (die Schwellkörper werden durch den Druck teilweise geschlossen) die Erektion aufrechterhalten.

Zu den *teilinvasiven* Unterstützungsmöglichkeiten gehört die sogenannte Schwellkörperautoinjektionstherapie (SKAT), bei der ein Medikament in den Penisschwellkörper gespritzt und eine künstliche Erektion bewirkt wird. Die Wirkung tritt nach wenigen Minuten ein und kann je nach Dosis und körperlicher Aufnahmebereitschaft zwischen 20 und 60 Minuten anhalten. Lust- und Erregungsgefühle sind für diese Form der Erektion nicht notwendig, können aber die Erektionsstärke und -dauer beeinflussen. Nebenwirkungen sind Schmerzen im Penis nach der Injektion, unerwünschte Spontanerektionen und Dauererektionen (Priapismus), vor allem bei unsachgemäßer Anwendung. Priapismus kann sehr schmerzhaft sein und muss durch Gegenmedikation oder einen operativen Eingriff innerhalb weniger Stunden beseitigt werden, damit nicht körperliche Dauerschädigungen der Schwellkörper eintreten. Durch ärztliche Anleitung lernen Männer die Injektionstechnik, die sie dann nach Bedarf selbst anwenden können.

Die am längsten bekannten eingreifenden *(invasiven)* Hilfsmittel sind – vor allem, wenn alle anderen Möglichkeiten versagen oder die Schwellkörper zerstört sind – Schwellkörperimplantate. Diese auch unter „Penisprothese“ bekannte Möglichkeit ersetzt die beiden Schwellkörper. Silikonstäbe, Silberdrahtprothesen oder aufblasbare Schwellkörperersatzbeutel helfen, den Penis aufzurichten und zu versteifen.

Bewertung dieser Verfahren

Männer, deren Erektion (oder deren Orgasmuserleben) durch körperliche Erkrankungen und Behinderungen gestört ist, können durch die genannten Verfahren mehr Sexualität erleben als ohne diese Hilfsmittel. Trotzdem sind Männer mit dem Ergebnis der körperlichen Behandlung oft nicht zufrieden. Von Partnerinnen werden die Hilfsmittel unterschiedlich akzeptiert. Die SKAT-Methode wird von Frauen sehr häufig abgelehnt. Die Abbruchrate liegt über 50 %. Das Einsetzen von Penisprothesen führt zur Zerstörung der natürlichen Schwellkörper und ist nicht mehr rückgängig zu machen (irreversibel). Sie sollten nur dann eingesetzt werden, wenn sich alle anderen Behandlungsformen als nicht hilfreich erwiesen haben und Mann sowie Partnerin umfassend aufgeklärt sind und den Eingriff klar fordern. Vor allem Vibratoren, Vakuumpumpen und Penisringe können durchaus hilfreiche Ersatzmittel sein, um Erektionen und Orgasmuserleben zu fördern.

Allen genannten Verfahren ist gemeinsam, dass sie zugrunde liegende psychische oder psychosoziale sowie partnerschaftliche Probleme nicht berücksichtigen und folglich auch nicht bewältigen helfen.

Viagra®, Cialis®, Levitra® und Co.

Fast alle Männer kennen das einmalige oder auch mehrfach hintereinander auftretende kurzfristige Ausbleiben der Erektion und das damit möglicherweise verbundene Versagensgefühl. Gelassenheit ist angesagt, um aus den Hin-und-Wieder-Erfahrungen durch aufkommende Ängste keine anhaltende Erektionsstörung entstehen zu lassen.

Das Medikament Viagra® ist seit Herbst 1998 in Deutschland am Markt. Dessen Wirkstoff Sildenafil bewirkt eine Verbesserung der Erektionsfähigkeit bei 70 bis 80 % der von Erektionsstörungen betroffenen Männern. Bei durch Zuckerkrankheiten bedingten Störungen und bei Erektionsproblemen nach Prostataoperationen profitieren weniger Männer von diesem Medikament. Die in Viagra®, Cialis® und Levitra® enthaltenen Wirkstoffe Sildenafil, Tadalafil und Vardenafil steigern die Durchblutung des Penis.

Einige Männer berichten allerdings, dass der Penis nicht ganz so groß und fest wird wie gewohnt.

Die Wirkung von medikamentösen Erektionshilfen setzt 30 bis 120 Minuten nach Einnahme ein. Voraussetzung für die Entstehung einer Erektion sind allerdings Lust- und Erregungsgefühle. Nebenwirkungen der Medikamente (Muskelschmerzen, Augendruck, Wahrnehmungsstörungen u. a.) haben viele Männer zur Vorsicht motiviert. Vorsicht gilt vor allem bei der gleichzeitigen Einnahme von nitrathaltigen Herzmedikamenten, die in Kombination mit Viagra® z. B. den Blutdruck gefährlich senken können. Vor der Einnahme von medikamentösen Erektionshilfen sollten Männer ihren Arzt zu Rate ziehen.

Die sexuellen Lustgefühle von Männern werden durch die Einnahme der Medikamente nicht verändert, sind jedoch Voraussetzung für die Wirkung. Weil nach Erektionsstörungen jedoch wieder eine Versteifung des Penis eintritt, werden positive Gefühle sicherlich gefördert, und der Teufelskreis der Vermeidung kann durchbrochen werden.

Derzeit wird vor allem denjenigen Männern Mut gemacht, die seit vielen Jahren unter Erektionsstörungen leiden und sich aus Scham, Resignation oder Desinformation in Schweigen gehüllt haben, wenn sie nicht gar die Partnerschaften beendeten. Die sexuelle Störung kann das Bedrohliche verlieren, unabhängig davon, ob sie organisch, psychisch oder sozial bedingt ist, ob die Attraktivität fehlt, Sex in der lang andauernden Beziehung eintönig geworden ist oder das sexuelle Selbstbewusstsein der Frau zum Versagen der männlichen Genitalien geführt hat.

Viagra® und Co. sind aber auch Lifestyle-Drogen. Solchen Mitteln gegen die Unannehmlichkeiten des Lebens und Altwerdens (Anti-aging) wird die Zukunft gehören. Sie helfen jenen Menschen, die sich nicht mit den natürlichen körperlichen Veränderungen im zunehmenden Alter auseinandersetzen wollen und es sich finanziell leisten können, diesen Prozess (vermeintlich) hinauszuzögern.

Aber: Die Entwicklung der Medikamente hat eine zunehmende Bereitschaft hervorgerufen, sich mit sexuellen Problemen und speziell den männlichen Erektionsstörungen auseinanderzusetzen. Viel mehr Männer als früher sprechen über ihre sexuellen Probleme, wenngleich in der Presse oft zu hohe Zahlen von betroffenen Männern genannt werden. Wie im Kapitel 4 über Sexualität im Alter erläutert wurde, haben Männer und Frauen bis ins hohe Alter hinein die Möglichkeit zu befriedigenden sexuellen Erlebnissen. Diese können allerdings nicht angeordnet und eingefordert werden. Im Alter verschwinden die sexuelle Erregung und der sexuelle Genuss nicht. Manches wird langsamer und weniger kraftvoll, aber nicht weniger leidenschaftlich und erregend. Der Penis kann viel Freude bereiten, solange dem Mann nicht unerfüllbare Fantasievorstellungen dazwischen funken. Nicht Größe, Härte und Stärke des Penis bedürfen einer Anpassung, sondern die Maßstäbe und Erwartungen des Mannes und der Frau. *Mit weniger Genitalität verliert Sexualität nicht an Leben.* Sie wandelt sich. Und so fragt es sich, ob Medikamente für ältere Menschen mit sich ändernder Körperphysiologie geeignet sind. Als Psychotherapeuten möchten wir sagen: Nein. Aus Verständnis für die Sorgen des älteren Mannes könnten wir sagen: Vielleicht ja, wenn dann auch eine begleitende Beratung stattfindet.

Die wirklichen Nebenwirkungen werden sich nach seriöser medizinischer Meinung erst nach acht bis zehn Jahren zeigen. Hinweise auf körperliche Probleme gibt es. Ob dieses Risiko eingegangen werden soll, muss jeder Mann – gegebenenfalls mit seiner Partnerin – selbst entscheiden.

Es gibt gute Alternativen in der Sexualberatung und in der Sexualtherapie, aber auch in der Selbsthilfe, die frei von Nebenwirkungen sind und die Ursachen der sexuellen Störung konstruktiv berücksichtigen und angehen.

Medikamente bergen die Gefahr in sich, dass Männer aufgrund der kurzfristigen Erfolgserlebnisse immer wieder zu den Medikamenten greifen und auf diese Weise eine psychische Abhängigkeit entsteht. Die sexuelle Situation gerät durch die Einnahme des Medikaments unter Druck. Es gibt eine rigide Koitus-Planung. Auch die Partnerinnen verspüren den Druck, in dieser Zeitspanne Lust auf Sex haben zu müssen.

Bei folgenden Problemen versagen Medikamente erfahrungsgemäß: abgespannt sein, verplante Tage, hohe Ansprüche, Fixierung auf Koitus, Partnerschaftsprobleme und tief sitzende Ängste, zu große Enge und zu wenig Distanz in langen Partnerschaften, allgemein Sorgen, belastete Lebenssituation, Angst sich bei Erkrankungen durch Sex zu überfordern, Angst vor Ansteckungen.

Fazit

Erektionsstörungen zu heilen bedeutet mehr, als die Biochemie in Ordnung zu bringen. Wenn die Balance der Seele allein durch Medikamente wieder hergestellt werden soll, dann ist die Gefahr da, in neue Schieflagen zu geraten. Für den, der mutig genug ist, die psychische Seite des sexuellen Problems anzuerkennen, kann die sexuelle Krise sogar einen Sinn haben. Sie kann ein Ausweg sein aus dem belasteten Beziehungsalltag und Berufsleben sowie den immer noch destruktiven gesellschaftlichen Forderungen an gute Sexualität. Dieses Wissen reduziert persönliche Ängste und hält den Blick offen für die vielfältigen Unterstützungsangebote.

Fazit: Organische Behandlungen

Vorbedingung für den Einsatz somatischer Behandlungsformen sind eine gründliche Diagnostik zur Abklärung der Ursachen und insbesondere bei teilinvasiven und invasiven Behandlungsmethoden eine verantwortungsvolle, ggfls. gemeinsam zu treffende Entscheidung. Nicht invasive Hilfsmittel können vom Mann und seiner Partnerin getestet werden, wenn die damit verknüpften Erwartungen nicht zu hoch geschraubt werden.

Medikamentöse Behandlungen sind verschreibungspflichtig und bedürfen einer begleitenden Beratung durch mit dem Gebiet der Sexualität vertraute Fachleute.

6 Verhütung und Schutz vor Infektionen

Für Männer, die unter einer sexuellen Funktions- oder Luststörung leiden, ist es wichtig, sowohl die Schwangerschaftsverhütung nicht aus den Augen zu verlieren als auch das Infektionsrisiko durch sexuell übertragbare Krankheiten. Beide Bereiche können, so sie nicht geklärt bzw. unsicher sind, zu der Entstehung sexueller Störung beitragen.

Es gibt nicht allzu viele Möglichkeiten für den Mann, sich vor Schwangerschaften und Infektionen zu schützen. Hier ist neben der Enthaltsamkeit insbesondere das Kondom (Präservativ, „Gummi") zu nennen.

Für Männer mit Erektionsstörungen stellt das Benutzen eines Präservativs eine zusätzliche Belastung dar. Bei Männern, die unter frühzeitigem Samenerguss leiden, kann das „Herumfingern" am Penis beim Aufziehen des Präservativs die Angst verstärken, zu früh zu kommen. Manche Männer mit Orgasmusstörungen erleben das Aufziehen des Präservativs als Störung, die zu einem Verlust der Erregung führt.

Männer und Paare, die mit einem Kondom verhüten oder sich dadurch schützen wollen, sollten das Aufziehen des Kondoms in das Liebesspiel oder in die Übungen mit einbeziehen. Es geht darum zu lernen, sich vom Überziehen des Kondoms nicht stören zu lassen, auch wenn Schwangerschaftsverhütung oder sicherer Sex oft auf den ersten Blick als Einschränkung erlebt werden. Ein Kondom zu benutzen bedeutet,
- sich gemeinsam vor ungewollter Schwangerschaft zu schützen oder sicher zu fühlen,
- entspannter zu sein,
- den Spaß an der Sexualität zu behalten,
- keine sorgenvollen Gedanken, Angst oder Schuldgefühle nach dem Sex zu haben.

Weitere Möglichkeiten zur Schwangerschaftsverhütung sind für Männer:
- das *Unterbrechen des Koitus* (coitus interruptus), kurz vor der Ejakulation. Dies ist eine sehr unsichere Methode, da oft vor der Ejakulation bereits Flüssigkeit aus dem Penis austritt (sog. Lusttröpfchen), die bereits Spermien enthalten kann.

- die *Sterilisation*. Operativ und unter örtlicher Betäubung werden die Samenleiter durchtrennt und vernäht. Anschließend sind keine Spermien mehr im Ejakulat enthalten. Diese Verhütungsmethode ist sehr sicher, aber sie ist in der Regel nicht mehr oder nur sehr schwierig rückgängig zu machen, falls bei einem Paar Wünsche nach einer Schwangerschaft vorhanden sind.

Internetadressen, die über Verhütung und sicheren Sex informieren, befinden sich im Anhang auf Seite 88.

7 Der Weg in eine gute sexualtherapeutische Behandlung

Nicht immer bedarf die fachliche Unterstützung einer psychotherapeutischen Behandlung. Häufig genügen einige Beratungstermine (vgl. Adressen im Anhang auf Seite 89), um Hilfe bei Problemlösungen zu bekommen.

Falls von sexuellen Problemen betroffene Männer (und ihre Partnerinnen) sich entschließen, eine sexualtherapeutische Behandlung durchzuführen, hier noch einige Hinweise:

Die Wirksamkeit von Psychotherapie – und das gilt auch für die Sexualtherapie als Form der psychotherapeutischen Behandlung – hängt ab vom *therapeutischen Verfahren und von der Güte der therapeutischen Beziehung.* Eine gute therapeutische Beziehung, das Verstehen der Probleme und der therapeutischen Schritte sind für Patientinnen und Patienten wichtig, um sich öffnen und anvertrauen zu können, Veränderungen zu durchleben und die notwendige Kraft dafür aufzubringen.

Die Behandlung sexueller Probleme ist eine Dienstleistung, und Patientinnen und Patienten haben ein Anrecht auf eine seriöse Psychotherapie ohne Experimente und mit optimaler Erfolgsaussicht zur Behebung ihrer psychischen Störungen. Die psychotherapeutische Behandlung ist eine professionelle Hilfestellung bei der Bewältigung des psychischen und damit verbunden auch des körperlichen Leidens.

Zunächst ist auf die Qualifikation des Behandlers zu achten, und es kann am Telefon oder bei der Anmeldung nach der Erfahrung in der Behandlung sexueller Probleme gefragt werden.

Oft kombinieren Psychotherapeutinnen und Psychotherapeuten verschiedene Therapieverfahren, was gerade in der Sexualtherapie sehr effektiv ist. Diese Verfahren sind insbesondere: Verhaltenstherapie, Systemische Therapie und Tiefenpsychologie. Eine Grundausbildung in einem dieser seriösen Therapieverfahren sollte der Behandler vorweisen können.

Da die therapeutische Beziehung ebenso wichtig ist wie die Methode, sollte man sich beim ersten Kontakt oder nach den ersten Kontakten vergewissern,

- dass man sich verstanden und mit seinen Problemen ernst genommen fühlt,
- ob der Therapeut/die Therapeutin die vereinbarte Gesprächsdauer störungsfrei eingehalten hat (wobei Ausnahmen sicherlich einmal, aber nicht regelmäßig möglich sind),
- dass man sich nicht zur Behandlung oder zu einem speziellen Vorgehen gedrängt fühlt,
- dass der Therapeut/die Therapeutin auf Fragen zur Therapieform und der Behandlung, zum Vorgehen, zur Wirkung, zur eventuellen Dauer der Behandlung und zur Bezahlung offen und umfassend geantwortet hat.

Erotische und sexuelle Kontakte in der Psychotherapie sind immer schädigend, aus ethischen Gründen nicht erlaubt und strafbar für Therapeutinnen und Therapeuten. Dies gilt insbesondere für die Sexualtherapie. Und auch bei der Anwendung gegebenenfalls sinnvoller körperpsychotherapeutischer Methoden dürfen vom Therapeuten keinesfalls erotische und sexuelle Handlungen ausgehen. Die therapeutische Beziehung, die Art und jeder Schritt der Behandlung müssen für die Patientin und den Patienten nachvollziehbar sein, und sie/er sollte immer zugestimmt haben.

Sexualtherapie ist hilfreich, wobei immer eine gute Zusammenarbeit und eine gute Mitarbeit des Patienten wichtig ist.

Am Anfang einer psychotherapeutischen Behandlung kann es hilfreich und sinnvoll sein, zunächst einmal zur Ruhe zu kommen und mit einer neutralen und am Problem unbeteiligten Fachperson in aller Ausführlichkeit über die Probleme zu sprechen. Schon dies kann erste positive Veränderungen in der (partnerschaftlichen) Sexualität bewirken.

Was ist beim Weg in die psycho-/sexualtherapeutische Behandlung wichtig?

1. Persönliche Entscheidung fällen, das sexuelle Problem psychotherapeutisch behandeln zu lassen.
2. Klärung, ob Krankenkasse zahlt oder private Bezahlung überlegt wird.
3. Entscheidung evtl. für ein bestimmtes Therapieverfahren fällen und ob männlicher Therapeut bevorzugt wird oder ob das Geschlecht des Therapeuten unerheblich ist.

4. Suche nach seriösen Behandlungsmöglichkeiten (Information, Empfehlungen, Therapieverfahren, Kompetenz und Erfahrung in Sexualtherapie bzw. Paartherapie).
5. Falls eine Wartezeit notwendig ist, Entscheidung treffen, ob dies akzeptabel ist oder ob die Suche nach einem Behandlungsplatz fortgesetzt werden soll. Gegebenenfalls schon zu Beginn einer Wartezeit Vorgespräch führen.
6. Vorgespräch führen, am besten im persönlichen Kontakt. Dabei alle wichtigen Fragen beantworten lassen. Gegebenenfalls Fragen vorher aufschreiben.
7. Psychotherapie beenden,
   a) wenn sich der Behandlungserfolg ausreichend eingestellt hat und weitere Problembewältigung durch Selbsthilfe möglich ist.
   b) falls sich nach ca. 10 Sitzungen kein Veränderungsweg aufzeigt (Damit ist nicht gemeint, dass nach 10 Sitzungen das Problem behoben sein sollte. Es sollte aber ein Behandlungsplan vorliegen, der aufzeigt, wie die Problematik behandelt werden kann).

Anhang

Literatur zur Selbsthilfe

Zilbergeld, B. (1994). *Die neue Sexualiät der Männer. Was Sie schon immer über Männer, Sex und Lust wissen wollten.* Tübingen: DGVT.
Der populäre Klassiker über zufriedene und gestörte männliche Sexualität unter Einbezug der Partnersexualität.

Gromus, B. (2004). *Was jede Frau über weibliche Sexualität wissen will. Ein Ratgeber zu sexuellen Problemen für Frauen und ihre Partner.* Göttingen: Hogrefe.
Das Pendant zum vorliegenden Buch, modern, gut geschrieben, auch begleitend zur Therapie zu empfehlen.

Ecker, D. (2005). *Sexualität und Partnerschaft im Lebenszyklus.* München: Kösel.
Ein Buch vor allem über die Sexualität und sexuelle Probleme der Frau sowie der Frau in Beziehungen, im Überblick über die verschiedenen Lebensphasen. Anschaulich und leicht verständlich geschrieben.

Louden, J. (1996). *Tut euch gut. Das Wohlfühlbuch für Paare.* Freiburg: Bauer.

Sigusch, V. (2005). *Neosexualitäten. Über den kulturellen Wandel von Liebe und Perversion.* Frankfurt: Campus.
Eine gesellschaftskritische Abhandlung zur Sexualität.

Sigusch, V. (2005). *Praktische Sexualmedizin. Eine Einführung.* Köln: Ärzte-Verlag.

Hilfen im Internet

Allgemeine Informationen:
- www.sexualberatung.ch/
- debeka.gesundheitsportal-privat.de/Gesund-Leben/Sex+Partnerschaft/
- www.sexwoerterbuch.info/index.html
- www.medizinfo.de/urologie/
- www.neuro24.de/sexuelle_dysfunktionen.htm
- www.gesundheit-heute.de/gh/ebene.html?id=2085

Homosexualität:
- http://www.gaystation.info/schwul/
- http://www.herzenslust.de/herzenslust/front_content.php
- http://www.nasowas.org/

Safer Sex:
- http://www.herzenslust.de/herzenslust/front_content.php

Kontaktadressen

pro familia Bundesverband
Stresemannallee 3
60596 Frankfurt am Main
Tel.: 069/63 90 02
Fax: 069/63 98 52
www.profamilia.de

Deutsche Gesellschaft für Sexualforschung
PD Dr. med. Peer Briken
Universitätsklinikum Hamburg-Eppendorf
Zentrum für Psychosoziale Medizin
Institut für Sexualforschung und Forensische Psychiatrie
Martinistraße 52
20246 Hamburg
Tel.: 040/74 10 5 22 25
Fax: 040/74 10 5 77 69
www.dgfs.info (mit einer Liste von Therapeutinnen und Therapeuten)

Deutsche Arbeitsgemeinschaft für Jugend- und Eheberatung e. V.
Bundesgeschäftsstelle
Neumarkter Str. 84c
81673 München
Tel.: 089/4 36 10 91
Fax: 089/4 31 12 66
www.dajeb.de